TRAITEMENT CHIRURGICAL

DE LA

NÉVRALGIE FACIALE

PAR

Le Dr Louis LAMOTTE

Ancien interne des hôpitaux de Paris
Ancien préparateur du cours de Tératologie (École des Hautes-Études)

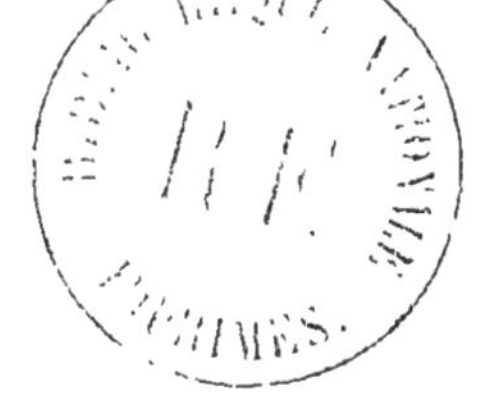

PARIS

G. STEINHEIL, ÉDITEUR

2, RUE CASIMIR-DELAVIGNE, 2

—

1892

TRAITEMENT CHIRURGICAL
DE LA NÉVRALGIE FACIALE

INTRODUCTION

Le traitement chirurgical des névralgies rebelles de la face, a été pendant ces dernières années l'objet de nouvelles recherches.

Si la résection du ganglion sphéno-palatin reste toujours une opé·ration difficile, on peut dire cependant que les recherches de M. P. Segond et le procédé opératoire qu'il a décrit en font actuellement une opération réglée.

En Angleterre, MM. Rose et Horsley, préparés par leurs études sur la chirurgie du cerveau, n'ont pas hésité dans des cas graves, à aller jusque dans le crâne rechercher les origines du trijumeau, et à y réséquer le ganglion de Gasser.

Quel est l'avenir de cette dernière opération ?... On ne saurait le dire aujourd'hui.

C'est sous l'inspiration de M. Quénu, le maître, à qui je dois une si grande partie de mon éducation chirurgicale que j'ai réuni dans cette thèse quelques-uns des procédés opératoires employés dans le traitement des névralgies du trijumeau. Si dans cette revue bien trop écourtée, il se trouvait par hasard quelque chose qui put être utile, c'est à lui seul que cela appartiendrait.

Je suis heureux d'avoir l'occasion de remercier les maîtres dont j'ai l'honneur d'avoir été l'interne ; MM. Pozzi, Marchand, Polaillon, M. le Dr Bar qui de chacun de ses internes à su faire un ami.

TRAITEMENT CHIRURGICAL

DE LA

NÉVRALGIE FACIALE

PAR

Le Dr Louis LAMOTTE

Ancien interne des hôpitaux de Paris
Ancien préparateur du cours de Tératologie (École des Hautes Études)

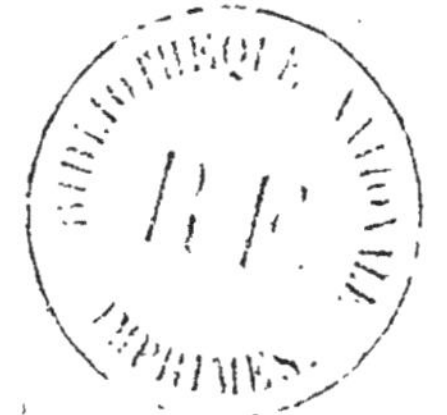

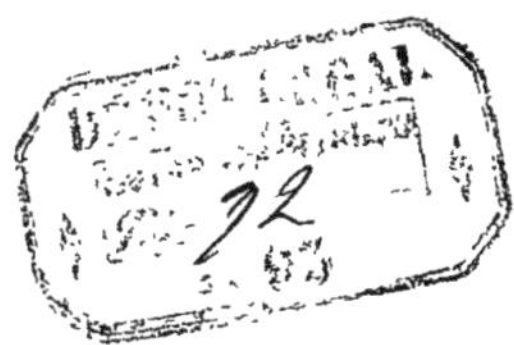

PARIS

G. STEINHEIL, ÉDITEUR

2, RUE CASIMIR-DELAVIGNE, 2

—

1892

TRAITEMENT CHIRURGICAL

DE LA

NÉVRALGIE FACIALE

IMPRIMERIE LEMALÉ ET Cie, HAVRE

Je prie M. le professeur Cornil et M. Lancereaux qui m'ont témoigné tant de sympathie de croire à ma profonde reconnaissance. Je remercie M. le professeur Tillaux, de l'honneur qu'il me fait en acceptant la présidence de ma thèse.

M. le professeur Dareste, m'a fait l'honneur de me donner une place dans son laboratoire, où j'ai pu apprécier pendant quelques années, l'immense savoir et l'inépuisable bienveillance du fondateur de la tératogénie expérimentale ; je l'en remercie bien sincèrement.

Madame Fernand Dehaître a bien voulu traduire pour moi, nombre de journaux anglais ; je la prie de vouloir bien agréer avec mes remerciements, l'expression de ma respectueuse sympathie.

CHAPITRE PREMIER

Pour établir sur une base scientifique le traitement d'une maladie, il est indispensable de connaître deux choses.

1° La cause de cette maladie — pour la supprimer si cela est possible.

2° La nature des lésions qu'elle détermine dans les organes sur lesquels elle se localise. — Afin de savoir si les ressources de la thérapeutique nous permettent de rendre à ces organes leur structure primitive, ou si la lésion produite est irrémédiable.

Si je rappelle ici une notion si élémentaire, c'est que jamais peut-être, autant que pour la névralgie faciale, le traitement d'une maladie fut plus empirique ; jamais, les remèdes infaillibles (ceux qu'il faut prendre pendant qu'ils guérissent) furent plus abondants ; jamais on ne conseilla aux malades des choses plus variées, depuis l'extrait de bête à bon Dieu, jusqu'à « l'usage de la musique ». C'est à propos du traitement de la névralgie faciale que Valleix écrivait : « On ne sait de quoi l'on doit le plus s'étonner, ou de la crédulité merveilleuse de la plupart des praticiens, ou de la confiance inébranlable avec laquelle ils soutiennent ce qu'ils ont cru si facilement ». Malheureusement, on est bien loin encore de connaître la cause et même la nature des lésions qui existent dans les formes graves de la névralgie faciale. En dehors des cas où la maladie est due à des lésions périphériques bien nettes, faciles à constater ; ou à une lésion centrale, mais agissant alors mécaniquement comme les anévrysmes, les tumeurs cérébrales ; en dehors de ces causes en général faciles à reconnaître ; on trouve un nombre considérable de névralgies faciales graves dont la pathogénie nous échappe encore complètement.

Avant de décrire les procédés opératoires employés dans le traitement chirurgical de cette maladie je vais énumérer rapidement celles des lésions dont l influence sur le développement de la névralgie grave du trijumeau paraît le mieux établi.

Axenfeld, dans son traité des névroses dit en parlant de l'anatomie pathologique :

« Sous ce rapport les névralgies doivent être distinguées en deux classes :

1° Celles qui résultent des lésions ayant leur siège dans les nerfs ou les centres nerveux — Névralgies symptomatiques.

2° Celles qui ne s'accompagnent d'aucune altération appréciable Névralgies idiopathiques et sympathiques. »

Il ajoute à propos des névralgies symptomatiques. « Mais ce qui prouve que ces maladies pas plus que d'autres névroses, n'ont à proprement parler de caractère anatomique, c'est en premier lieu que les lésions les plus dissemblables, peuvent leur donner naissance, et en second lieu, qu'il n'est aucune lésion qui les produise nécessairement.

La classe la plus nombreuse des névralgies est précisément celle où l'on ne trouve aucune modification appréciable dans les conditions anatomiques des nerfs. Peut-être les progrès de l'anatomie pathologique améneront-ils à reconnaître des changements dans la nature intime des fibrilles nerveuses, dans tels cas, où ces éléments nous paraissent aujourd'hui parfaitement normaux soit dans les nerfs, soit dans les centres, cela peut être supposé pour certaines névralgies dues à l'action du froid, pour les névralgies qui persistent opiniâtrement pendant de longues années qui sont suivies d'atrophie et de paralysie, ou qui accompagnent les altérations matérielles de la moelle, etc. Mais en est-il de même pour les névralgies fugaces, légères, erratiques, pour celles qui se lient à l'état chlorotique, que la souffrance de quelque viscère engendre par sympathie ?

La névrite a été signalée dans un certain nombre de cas, mais l'étiologie de ces névrites reste inconnue. Comment doit-on interpréter une observation comme celle-ci, par exemple (Wagner) :

On réséque le nerf sous-orbitaire sur le plancher de l'orbite, l'examen microscopique montre que ce nerf est *sain*. La maladie récidive quatre mois après l'opération et le malade meurt de choléra. La portion du nerf qui restait est alors trouvée rouge et congestionnée, ainsi que le ganglion de Gasser.

Dans les névralgies qui semblent dues à l'action du froid intense, le froid agit-il en déterminant la névrite du nerf ? « La névrite a frigore est admise par nombre d'auteurs, mais il n'y a pas d'examen anato-

mique probant, la névrite a frigore se termine toujours par la guérison. S'appuyant sur les phénomènes électro-musculaires observés à
la suite de l'action du froid sur certains nerfs, Joffroy ne doute pas
de l'existence d'une névrite sciatique ayant cette cause et l'on peut
croire que d'autres nerfs, le facial notamment, subissent aussi l'influence nocive du même agent. Les raisons invoquées par Joffroy sont
purement classiques, c'est la constatation, dans certains muscles ou
groupes de muscles conservés par le nerf en question, d'une atrophie
considérable, avec abolition de la contractilité faradique; exaltation
diminution ou même abolition de la contractilité galvanique.

Ces signes ont certainement une grande valeur, mais nous préfére-
rions des preuves anatomiques. Ces dernières, d'ailleurs, ne seraient
pas superflues, du moins pour déterminer si, par suite de l'action du
froid, les tubes nerveux sont altérés primitivement ou consécutive-
ment à un désordre du tissu interstitiel. Il est vrai de dire toutefois
que la rapidité de l'abolition de la contractilité électro-musculaire est
de nature à faire penser que les fibres nerveuses sont avant tout modi-
fiées ; reconnaissons enfin que l'évolution de certaines hémiplégies
faciales, attribuées à l'action du froid, se comporte comme s'il y avait
tout d'abord destruction et plus tard régénération des éléments tubu-
laires des nerfs » (Lancereaux, *An. path.*, t. III, p. 355).

Je ne connais pas de cas de névralgie faciale rebelle dans lequel on ait
signalé l'état des ramuscules nerveux terminaux et cependant dans
la névrite parenchymateuse « les troncs peuvent parfois ne présenter
aucune espèce d'altération, toute la lésion étant confinée à la périphérie » (1).

C'est évidemment aux lésions des branches terminales des nerfs
qu'il faut rapporter les névralgies traumatiques qui forment un
groupe à part et cèdent si facilement au traitement chirurgical.

*Observation d'une névralgie de la face guérie par l'extraction d'un mor-
ceau de porcelaine renfermé depuis quatorze ans dans l'épaisseur de
la joue,* par II. JEFFREYS, *Archives générales de médecine,* t. II, p. 292,
1824.

Marie-Anne A..., âgée de 20 ans, d'une forte constitution, éprouvait
depuis 14 ans des douleurs très violentes du côté droit de la face ; à l'âge

(1) Voir Mme DEJÉRINE-KLUMPKE. *Des polynévrites.* 1889. Paris,

de 6 ans, elle était tombée en tenant à la main une tasse de porcelaine qui se brisa, et dont les fragments produisirent une large plaie des téguments de la joue du côté du menton. Cette blessure ne fut parfaitement cicatrisée qu'environ 1 an après l'accident. Depuis cette chute, la malade éprouvait de ce côté de la figure des douleurs atroces qui revenaient à des intervalles irréguliers, mais si fréquemment que, dans l'espace de quatorze ans, elle ne se rappelle pas avoir été libre de douleurs pendant vingt-quatre heures de suite. Tous les moyens mis en usage furent complètement inutiles. La malade était persuadée qu'un fragment de la tasse était resté dans sa joue ; mais aucun des praticiens qui lui avaient jusqu'alors donné des soins ne s'était arrêté à cette idée.

Elle vint consulter M. H. Jeffreys, le 26 novembre 1821. Les accès de douleur étaient alors et plus fréquents et plus violents, au point qu'ils lui faisaient pousser des cris affreux. Les muscles, du côté droit de la face étaient paralysés, la malade ne pouvait ni rire ni mâcher les aliments de ce côté ; la joue était aplatie et flasque ; la bouche tirée de ce côté. L'aile du nez était plus allongée que l'autre et ne s'élevait pas pendant l'inspiration ; l'ouverture de la narine plus étroite ; l'odorat moins sensible ; l'œil restait en partie à découvert par le relâchement de l'orbiculaire des paupières. La vue était plus faible de ce côté, et en se servant de cet œil, la malade ressentait des douleurs lancinantes au fond de l'orbite ; l'exercice de cet organe, pendant un certain temps, suffisait pour ramener les accidents. Toute la peau qui recouvrait les parties affectées était douloureuse au plus léger contact ; mais le siège principal de la douleur était situé vers le milieu de la joue, au-devant du bord antérieur de la branche ascendante de la mâchoire inférieure. Dans ce point, on sentait facilemen sous la peau un corps dur et pointu ; le plus léger attouchement, de cet endroit surtout, occasionnait immédiatement le retour de l'accès. C'était là que la malade pensait que devait être logé le morceau de porcelaine. Les douleurs cruelles que ressentait la malade pendant l'examen de la joue, obligèrent de le terminer.

Le lendemain, M. Jeffreys fit sur le corps étranger une petite incision, et retira un fragment de porcelaine d'une forme à peu près triangulaire, d'environ un demi-pouce de long sur un quart de pouce de large à sa base. La douleur fut extrêmement vive pendant cette opération, mais immédiatement après l'extraction du corps étranger, la malade se trouva beaucoup soulagée.

Huit jours après, la petite plaie était cicatrisée, la sensibilité maladive de la joue et tous les autres symptômes disparurent peu à peu ; au bout de deux mois la malade était parfaitement guérie. Les accès névralgiques n'avaient pas reparu depuis.

La forme du morceau de porcelaine et le lieu qu'il occupait dans la joue, ont fait penser à M. Jeffreys qu'il devait comprimer en même temps la portion dure de la septième paire de nerfs, et les branches faciales de la cinquième. D'ailleurs, la nature des symptômes ne peut laisser aucun doute à cet égard.

Observation d'une névralgie faciale très intense entretenue pendant plus de quinze mois par la présence d'un fragment de balle enchâssé dans l'os maxillaire droit et comprimant le nerf sous-orbitaire ; guérison immédiate par l'extraction du projectile. Gazette des Hôpitaux, 1856. p. 382.

Le nommé B..., soldat au 2ᵉ voltigeur de la garde, reçut en Crimée un coup de feu, la balle, rencontrant la bayonnette de son fusil placée à peu de distance de la face, se divise en deux parties, l'une passa sur le côté gauche du crâne, en faisant une plaie légère au cuir chevelu, tandis que l'autre fragment, beaucoup plus petit, pénétra dans la joue immédiatement au-dessous du bord inférieur de l'orbite du côté droit ; l'ouverture d'entrée était si étroite qu'elle n'éveilla même pas l'attention des chirurgiens appelés à lui donner les premiers soins. Le malade n'accusa d'ailleurs aucune douleur dans cette région pendant tout le temps qu'il resta à l'ambulance, pour attendre la cicatrisation de la plaie du crâne, laquelle ne fut complète qu'au bout d'un mois. Rentré dans son régiment, il ne tarda pas à éprouver une douleur assez vive dans la région sus-maxillaire du côté droit, se compliquant bientôt d'un agacement dans toutes les dents correspondantes, assez violent pour l'empêcher de manger. Peu à peu ces douleurs augmentèrent au point de mettre B... hors d'état de faire son service, et l'obligeant à aller chercher des soins dans une ambulance, d'où il fut évacué sur l'hôpital de Constantinople ; la douleur parut se calmer sous l'influence du traitement qu'on lui fit subir, tels que frictions, vésicatoires, etc. ; mais à peine sorti de l'hôpital les douleurs revinrent des plus vives, et pendant la traversée pour se rendre en France, elles furent parfois si violentes que le malade voulait se jeter à la mer. Rien sur la joue, ni gonflement de la peau, ni rougeur, ni aucun signe enfin qui put en déceler la cause. Le toucher même ne pouvait faire connaître dans les profondeurs de la joue la présence d'un corps étranger, et la disparition complète de toute trace de blessure, faisait douter qu'un projectile eût pénétré dans cette région ; c'était pourtant là ce que le malade répétait sans cesse.

Arrivé à Paris. il fut envoyé de suite à l'hôpital du Roule, où à ma première visite, le malade me raconta l'histoire de sa blessure, en m'engageant à examiner avec soin la région qui était le siège de la douleur ; la joue du côté droit ne présentait aucune différence avec la gauche, la pression même n'augmentait pas les douleurs incessantes que le malade éprouvait, et l'examen le plus attentif ne put me laisser découvrir les traces de la plaie que le projectile avait dû faire en pénétrant. Je laissai le malade trois ou quatre jours en observation, et à force de palper dans la fosse canine, je sentis, en comprimant fortement la peau, une légère tumeur immobile de la grosseur d'un tout petit pois, dont la pression provoquait une douleur très vive, le malade m'assura que c'était là probablement la cause de son mal et qu'il désirait que je m'en assurasse le plus tôt possible, devrais-je lui fendre toute la joue, ajouta-t-il. Je saisis aussitôt mon bistouri, et je fis sur la joue une incision de trois centimètres de longueur que je rendis peu à peu assez profonde pour me permettre de porter mon doigt au fond de la plaie, et de toucher le plus immédiatement possible l'aspérité précitée.

Alors, en effet, je pus constater que la tumeur n'était pas arrondie, qu'elle offrait, au contraire, des aspérités, lesquelles se trouvaient adoucies par une gaine celluleuse qui l'enveloppait. Mon doigt servant de conducteur au bistouri, je fendis en plusieurs sens cette enveloppe, je procédai à l'extraction du corps étranger qui était dessous, mais les pinces glissèrent, et la résistance que je rencontrai confirma ce que mon doigt avait déjà pressenti, c'est-à-dire qu'une portion du projectile avait pénétré dans le tissu osseux.

Afin d'en faciliter l'extraction, je me servis en forme d'élévatoire de l'extrémité pointue de la spatule, et je pus ainsi dégager le corps étranger et en opérer l'extraction au moyen des pinces. Je fus étonné de la petitesse du projectile, consistant en un fragment de plomb allongé, roulé légèrement sur lui-même comme un petit copeau de plomb, et dont le volume ne dépassait pas un grain d'avoine.

Cette petite opération, n'ayant présenté d'autres accidents que la section de deux artérioles, fut réunie par première intention et la plaie complètement cicatrisée au bout de trois ou quatre jours.

Ce qu'il y eut de remarquable, c'est que les douleurs cessèrent le soir même pour ne plus reparaître depuis ; il est évident que celles-ci étaient entretenues par la compression que le projectile exerçait sur la branche sous-orbitaire du nerf facial, laquelle, comme on le sait, envoie de nombreux filets nerveux qui s'anastomosent avec le nerf dentaire supérieur, et c'est bien ici le cas de faire l'application du fameux axiome d'Hippocrate : *Sublata causa*, etc.

Tic douloureux de la face (obs. de) guéri par une opération, par James B. Allan. *Arch. générales de médecine*, t. 29, p. 197.

Au mois de juin dernier, une jeune femme âgée de 25 ans, vint consulter ce médecin pour un tic douloureux qui commençait vers le sourcil droit et s'étendait sur la face : sa maladie durait depuis six ans, et progressivement était devenue plus intense : elle paraissait avec une exactitude caractéristique à une certaine heure du jour, ou parfois de la nuit. En examinant le sourcil malade, M. Allan découvrit un corps dur, et, par une incision, il fit sortir une concrétion calcaire située immédiatement au-dessus du trou sus-orbitaire, où elle était attachée au nerf. Depuis cette extraction, la jeune femme a été complètement débarrassée de toute douleur et de tout gêne. L'auteur se demande si souvent des tics douloureux et invétérés ne pourraient pas être causés par de semblables dépôts inorganiques dans des parties du nerf inaccessibles à la vue et au toucher. La concrétion extraite par le Dr Allan, d'une forme irrégulièrement arrondie, avait le volume d'un gros pois, et était recouverte d'une pellicule de tissu cellulaire ; elle était dure, remplie d'une matière sablonneuse, formée entièrement de carbonate de chaux (*Montlhy Journal*, janvier 1852, p. 46).

Les tumeurs du cerveau, alors même qu'elles envahissent les origines du trijumeau, ne s'accompagnent pas forcément de douleurs névralgiques. (Tumeur d'apparence perlée formée par de la matière grasse et de la cholestérine déposées dans le cerveau intégrité de la 5e paire. Cruveilhier, *Atlas d'anatomie pathologique*, t. I.)

Dans d'autres cas, la maladie a une marche caractéristique, à des douleurs violentes succède bientôt une paralysie du nerf due à son envahissement et à sa destruction par le néoplasme.

J'ai trouvé deux observations de tumeur du ganglion de Gasser ; l'une appartient à Schuh, et dans ce cas il y avait des douleurs névralgiques intenses, on trouva à l'autopsie « une tumeur du volume d'une noisette enveloppant le trijumeau à son émergence ». Le second cas rapporté dans l'anatomie pathologique de M. Lancereaux appartient à Günsburg. Le ganglion de Gasser avait acquis le volume d'un œuf de pigeon, Günsburg trouva une augmentation décuple des cellules ganglionnaires, il s'agissait d'un névrome ganglionnaire pur, mais il n'est pas dit si cette tumeur s'accompagnait de douleurs névralgiques.

Les lésions dentaires ou d'origine dentaire peuvent-elles devenir la cause de névralgies faciales graves, et en particulier, de la forme dite Tic douloureux de la face ? Duval (1) l'a nié, et dans un mémoire il s'exprimait ainsi : « Le tic douloureux n'a point son siège dans l'appareil dentaire, quoiqu'on y rencontre souvent des douleurs.

« L'extraction des dents rend le tic douloureux plus aigu et plus rebelle, il faut chercher ailleurs que dans l'appareil dentaire la cause et le remède du tic douloureux de la face. »

Tomes, dit « il est très rare que les névralgies symptomatiques des lésions dentaires soient du caractère le plus grave ; mais cette circonstance mise à part, je ne vois rien qui distingue cette variété, des névralgies dues à des causes plus mystérieuses, et il n'y a qu'un examen très attentif des dents qui puisse mettre le praticien à même d'arriver à un diagnostic exact.

« Supposer que l'amélioration ou même la guérison temporaire

(1) DUVAL. *Sur quelques affections douloureuses de la face considérées dans leurs rapports avec l'organe dentaire.*

indique que les dents ne sont pas en cause, est de toutes les sources d'erreur la plus féconde. En fait, l'apparition dans une dent d'une légère douleur locale, qui peut même faire complètement défaut, ou d'une névralgie sympathique n'est souvent qu'une question de disposition physique de la part du malade. »

Ferrier dans sa thèse sur les névralgies d'origine dentaire s'exprime ainsi : « Ces formes violentes, nous devons le reconnaître, ont assez souvent d'autres causes que les affections des dents, nous ne pouvons même, faute de documents fixer pour quelles proportions les affections dentaires entrent dans leur étiologie, mais nous restons convaincus que les maladies des dents sont une cause fréquente du tic douloureux ». M. Ferrier cite 12 cas de névralgies faciales, dues à la pulpite chronique, 1 à une ulcération de la gencive, 2 à des odontomes, 1 à une ostéo-périostite alvéolo-dentaire, etc., etc., et il conclut ainsi : « Les lésions dentaires et d'origine dentaire sont une des causes les plus fréquentes de la névralgie de la face, leur importance n'a été méconnue que par suite d'une notion très incomplète de ces lésions, et de l'irrégularité de leurs rapports avec le siège de la névralgie. »

« L'origine de la maladie ne semble pas lui imprimer un caractère particulier ; l'origine dentaire peut être soupçonnée et presque affirmée par un examen minutieux de la bouche ; seul, le résultat du traitement permet d'établir un diagnostic certain. »

« Le pronostic est très favorable, et, étant donnée la fréquence des névralgies de la face par lésions dentaires, nous pensons que le pronostic des névralgies de la face en général doit être modifié en ce sens : La guérison rapide est la règle si le traitement s'est adressé à la vraie cause. »

Il est assez difficile de conclure d'après ces diverses opinions, quel rôle les lésions des dents jouent dans les formes graves de la névralgie de la 5e paire. Ce qu'on peut dire sûrement cependant, c'est que dans nombre d'observations où il s'agit de malades atteints de tic douloureux vrai de la face, on lit presque toujours cette phrase « Toutes les dents avaient été arrachées sans succès ». Je crois pour mon compte que les lésions des dents sont souvent causes de névralgies très douloureuses, qui peuvent durer autant que la pulpite de la dent cariée, si l'on n'intervient pas ; mais je crois que le tic douloureux de la face (1) et les formes graves n'ont rien à voir avec les lésions. dentaires.

Une forme spéciale de la névralgie du trijumeau a été décrite pour la première fois en 1870 par Gros, de Philadelphie, sous le nom de névralgie maxillaire ; M. Duplay a publié en 1884, un mémoire dans lequel il recherche quelles sont les lésions qui sont le point de départ de cette névralgie. Je rapporte en entier ces deux mémoires qui établissent une forme bien nette de la névralgie faciale à laquelle on devra toujours songer.

Névralgie du maxillaire, par Gross, de Philadelphie. *American Journal*, juillet 1870 ; *Rev. gén. méd.*, 1870, t. 16, p. 542.

Bien que cette forme de névralgie doive avoir déjà été observée par d'autres médecins, elle n'a pas encore été décrite à notre connaissance. *Elle siège dans les alvéoles privés des dents et dans la gencive qui les recouvre ;* on la rencontre presque exclusivement chez des *sujets âgés*. Elle est également plus fréquente à la mâchoire supérieure qu'à l'inférieure ; la partie affectée dépasse rarement l'étendue de quelques lignes. Les parties molles ne paraissent pas douloureuses, du moins elles ne le sont pas autant que dans les névralgies de la face. Ce sont les parties osseuses qui sont le plus affectées.

La douleur est généralement paroxystique ; les causes les plus insignifiantes provoquent des accès qui peuvent disparaître rapidement ou persister un certain temps. Quelquefois, ce sont des picotements, d'autres fois des douleurs sourdes ; la pression donne parfois un peu de soulagement. Parfois, quand la douleur est violente, il survient des spasmes dans les muscles de la face. Cette affection paraît avoir pour cause la compression des minces filets nerveux qui traversent les alvéoles, par le dépôt de matière osseuse dansles canalicules.

Obs. 1er cas. — M. D. H..., âgé de 64 ans, après avoir perdu toutes ses dents supérieures, il y a dix-huit ans, et porté pendant quinze ans un râtelier sans en éprouver de malaise, fut pris, il y a trois ans, d'une douleur aiguë, lancinante, dans la partie alvéolaire gauche de la mâchoire supérieure. Cette douleur était limitée à la partie postérieure en dehors du deuxième alvéole bicuspide. Le malade était atteint d'accès douloureux,

(1) M. FERRIER ne semble pas envisager l'expression de tic douloureux dans le même sens que nous.

durant de une à cinq minutes, ramenés le plus souvent par les mouvements de la parole et même de la déglutition. Ces douleurs, après avoir persisté pendant huit à dix jours, cessèrent pendant un temps égal, mais il restait toujours une sensation désagréable, une douleur sourde que le contact de la main n'augmentait pas, et qui ne présentait aucun caractère inflammatoire. La fréquence et la violence des accès cédaient un peu à de fortes doses de quinquina.

Le 16 septembre 1867, je fis une incision le long des alvéoles jusqu'à la seconde bicuspide ; après avoir rejeté de côté et d'autre les parties molles avec le périoste, j'enlevai, avec la pince incisive et la gouge, l'os malade et l'apophyse palatine. Ni l'os, ni les parties molles ne présentaient aucune trace d'altération.

M. H... m'appela six mois après l'opération, dont il était complètement guéri. La douleur avait disparu, et la santé s'était rétablie.

Obs. 2ᵉ cas. — J. M. N..., ouvrier, âgé de 57 ans, se présente à la clinique Jefferson medical College, le 22 septembre 1869, pour une névralgie des alvéoles supérieurs droits, dont les dents avaient été extraites quarante ans auparavant. En automne 1862, pendant un voyage sur mer, il fut exposé à un froid vif, et souffrit de la première attaque névralgique allant de la partie [postérieure jusqu'au premier alvéole bicuspide. A partir de ce temps, il eut des accès intermittents qui s'exaspéraient par la mastication la plus légère, et même par la déglutition, tandis que dans les intervalles des accès, il pouvait mâcher les aliments les plus durs.

Les parttes atteintes furent enlevées par le procédé indiqué plus haut. La guérison complète fut constatée le 27 avril 1870.

Obs. 3ᵉ cas. — Une dame d'environ 70 ans souffre. depuis quelques années d'une douleur occupant environ 1 pouce de longueur de la mâchoire supérieure gauche.

Les dents ont été extraites il y a longtemps, les forces sont prostrées et l'intelligence elle-même est déprimée, l'extraction de l'os, douloureux et l'application d'un traitement tonique amène la guérison.

Obs. 4ᵉ cas. — Une dame de plus de 80 ans, ayant toujours joui d'une bonne santé, excepté quelques accès d'asthme, fut atteinte d'une névralgie de la mâchoire supérieure droite à l'endroit des trois grosses molaires qui avaient été extraites quinze ans auparavant.

La douleur d'abord sourde, devint aiguë ; le sommeil troublé, la santé altérée au point que la malade, assez gaie auparavant, fut accablée de tristesse et désira la mort. L'excision de la partie alvéolaire douloureuse fut d'abord suivie d'hémorrhagie et amena la guérison.

Obs. 5ᵉ cas. — Une veuve âgée de 33 ans, atteinte de névralgie à la

mâchoire inférieure gauche depuis trois ans. La partie la plus douloureuse
répond aux deux petites et à la première grosse mollaire qui avaient été
extraites, par suite de carie, quelques années auparavant.

Les douleurs s'exaspéraient par la mastication, la parole, l'état humide
de l'atmosphère, les époques menstruelles. L'état général était bon, mais
la malade avait le tempérament nerveux et perdit l'appétit. La gencive,
qui recouvrait les alvéoles vides, était souvent douloureuse au toucher.
La pression y provoquait un accès de névralgie. Après avoir usé vaine-
ment de bien des médicaments, on fit l'opération avec un plein succès;
l'auteur ajoute que depuis dix ans, époque à laquelle il a observé pour la
première fois cette forme de maladie, il en a rencontré de nombreux
exemples. D'après son expérience il peut affirmer que le seul traitement
efficace est l'incision de la portion de l'alvéole affecté ; il préconise, comme
le meilleur instrument pour la pratique de cette opération, une pince cou-
pante qui est en tout semblable à la pince-gouge de Luër.

Obs. M. Denucé, de Bordeaux. — M. Denucé a communiqué à la *Société
médico-chirurgicale de Bordeaux* (Mém. et Bull., t. IV, p. 123, 1869), un
fait qui présente avec les observations précédentes une grande analogie,
et qui offre d'autant plus d'intérêt que l'opération radicale pratiquée dans
ce cas a permis de constater la cause probable de la maladie.

Dans les premiers jours du mois d'octobre 1868, le malade qui|fait le
sujet de cette observation, se présente au Dr Denucé, dans son service à
l'hôpital St-André.

A peine avait-il prononcé quelques paroles, que nous le voyons sans
étonnement changer de figure, il se tait, saisit brusquement à deux mains
son mouchoir, l'applique de la main droite sur la région auriculaire droite,
tandis que de la main gauche il en frictionne vigoureusement toute la
région maxillaire du même côté. En même temps, tous les muscles de
cette moitié de la face sont le siège de violentes contractions, et le malade
fait entendre une sorte de grognement, interrompu par trois ou quatre cla-
quements de langue produits par de vigoureux mouvements de succion
Enfin un mouvement brusque de toute la tête termine la scène ; le malade
nous regarde avec de gros yeux hébétés et s'écrie: « C'est fini ! » Quelques secondes avaient suffi pour la production de ces phénomènes.

Le malade nous raconte alors sa singulière histoire :

Il y a une vingtaine d'années, après l'avulsion de la première grosse
molaire inférieure droite, pratiquée brutalement par un charlatan, survint
une douleur dans tout le trajet du maxillaire inférieur. Loin de se calmer,
cette douleur alla toujours croissant, mais prit bientôt le caractère inter-
mittent : elle venait brusque, fulgurante, et disparaissait, au bout de quelques secondes, aussi rapidement qu'elle arrivait, mais pour revenir après
quelques minutes. Depuis vingt ans, cet état n'a pas changé. C'est en vain
que ce malheureux s'est fait successivement arracher toutes les dents du
côté droit de la mâchoire ; c'est en vain qu'il a employé tous les moyens

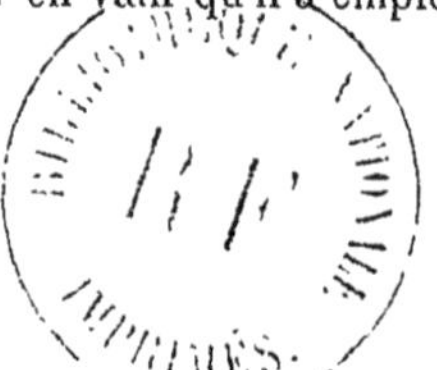

thérapeutiques légaux ; c'est en vain qu'il s'est livré à l'empirisme de tous les devins, rebouteurs et sorciers du pays. Une seule fois il a été, pendant un mois, débarrassé de sa terrible maladie.

Le docteur Chaumet lui avait pratiqué la résection du nerf mentonnier ; mais, après quelques jours d'espoir, la douleur avait reparu, aussi vive et aussi tenace qu'avant l'opération.

. Au moment où le malade se présente au Dr Denucé, des accès semblables à celui que j'ai décrit plus haut se présentent toutes les deux ou trois minutes, de sorte que le malade ne peut se livrer à aucun travail et se trouve même gêné dans l'accomplissement des actes les plus indispensables de la vie commune. C'est ainsi qu'il ne mange qu'avec la plus grande difficulté, et ne peut dormir qu'à de rares et bien courts intervalles. Un phénomène surprend cependant dans la scène décrite plus haut, c'est l'intervention volontaire du malade. Interrogé pour savoir si les frictions énergiques qu'il exerce sur sa joue droite, et qui ont donné à celle-ci un aspect corné, et si les succions auxquelles il soumet son maxillaire inférieur sont de quelque nécessité, il prétend arrêter ainsi son accès. Le docteur Denucé veut l'empêcher de se livrer à ces manœuvres. Le malade essaye en effet de demeurer tranquille, mais bientôt la douleur devient trop vive, et dégageant violemment ses mains retenues par deux aides, il reprend avec une sorte de fureur ses singuliers mouvements ; il demeure avéré que ceux-ci, ainsi que le fait remarquer M. le Dr Denucé, font, pour ainsi dire, partie intégrante de l'accès.

La région maxillaire ne présente rien de particulier. L'os n'est le siège d'aucune tuméfaction ; la gencive est saine ; seule la peau présente, par suite des frictions exagérées, un épaississement corné déjà signalé. Notons cependant que le maxillaire supérieur du même côté est atteint d'atrophie congénitale.

Le Dr Denucé diagnostique une névralgie épileptiforme, survenue à la suite de la blessure du nerf dentaire inférieur pendant l'avulsion d'une dent, et propose dès lors au malade une opération, la résection du nerf maxillaire inférieur. Ce malheureux saisit avec empressement ce nouvel espoir de guérison, et se soumet à tout

Le 25 octobre, après avoir plusieurs fois examiné le malade, le Dr Denucé pratique l'opération de la manière suivante : une incision de 10 centimètres de long est conduite suivant le bord inférieur du maxillaire ; elle va jusqu'à l'os. Les parties molles sont alors disséquées, en respectant le périoste. Une sonde cannelée est passée en dedans du maxillaire, et, au moyen de la scie de Martin, le Dr Denucé enlève une portion du maxillaire inférieur, ayant cinq centimètres sur son bord supérieur, et 4 centimètres sur son bord inférieur. Quatre ligatures sont posées, la principale sur la face intéressée nécessairement dès la première incision. La plaie ne communique pas avec la cavité buccale.

Dès que la première section a été faite, la névralgie a disparu, plus d'accès. Toute la région innervée par le trifacial devient au même instant le siège d'une notable hyperesthésie, de sorte que les manœuvres nécessaires au pansement deviennent douloureuses, principalement sur la région sous-orbitaire.

Un drain est placé au fond de la plaie, et les points de suture, entortillés, maintiennent la portion moyenne et les lèvres. Le malade est tranquille pendant toute la journée qui suit l'opération ; il dort quelques heures. On le nourrit avec des aliments demi-fluides. La face est toujours le siège d'une hyperesthésie, mais ce phénomène disparaît au bout de quelques jours.

Rien de particulier ne se présente pendant la cicatrisation de la plaie ; les accès ne reparaissent plus, et le malade, enchanté, ne sait comment témoigner sa reconnaissance au Dr Denucé.

Les ligatures tombent après une huitaine de jours ; le drain est enlevé le dix-huitième, et la guérison complète, quand le malade quitte l'hôpital, le 19 novembre 1868, s'est parfaitement maintenue.

L'examen du canal dentaire a démontré que ce conduit présentait au niveau de la première grosse molaire un coude qui rétrécissait son calibre et exerçait ainsi sur le nerf une compression constante, motif bien suffisant de la singulière affection à laquelle a enfin échappé le malade qui fait le sujet de l'observation précédente.

Sur une forme particulière de névralgie du maxillaire inférieur, guérie par la résection du bord alvéolaire. Duplay (*Arch. gén. méd.*, 1884, p. 601, t. 14).

Le nommé H. P..., âgé de 33 ans, exerçant la profession de tailleur, est entré dans mon service, à Lariboisière, le 14 janvier 1884, il m'était adressé par mon excellent collègue et ami, le Dr Siredey, qui avait épuisé chez lui toutes les ressources de la thérapeutique médicale sans même parvenir à le soulager.

Cet homme, d'une bonne santé habituelle, sans antécédents héréditaires, exempt de toute diathèse, souffre, depuis quatre ans, de douleurs névralgiques, extrêmement intenses, ayant pour siège le côté droit du maxillaire inférieur.

L'origine de cette névralgie semble manifestement se rattacher à quelque lésion dentaire, mais malheureusement le malade n'est pas en mesure de nous fournir à cet égard des renseignements suffisamment précis ; il ignore, en particulier, s'il a eu des dents de sagesse ; toujours est-il que nous constatons que, du côté gauche, la dent de sagesse manque à la mâchoire inférieure, le malade ne peut nous dire si elle a été arrachée, il se souvient seulement qu'il y a douze ans, on a dû lui extraire plusieurs molaires de la mâchoire supérieure, du côté gauche, parce qu'elles étaient gâtées. Peut-être à cette époque a-t-on arraché la dent de sagesse inférieure.

Il y a sept ou huit ans, le malade se fit extraire la deuxième grosse molaire droite inférieure, qui était cariée, et c'est trois ou quatre ans après cette avulsion qu'il commença à ressentir du même côté, et au niveau de l'alvéole correspondant à la dent arrachée, des douleurs à forme névralgique, qui augmentèrent rapidement d'intensité et qui n'ont pas cessé depuis lors. On attribua ces douleurs à la carie dentaire, et le malade se fit successivement arracher toutes les dents du côté droit ; c'est ainsi que la première grosse molaire inférieure droite fut extraite, il y a deux ans ; puis, il y a un an, cinq ou six dents de la mâchoire supérieure, et enfin, il y a deux mois, plusieurs dents de la mâchoire inférieure furent arrachées, toutes ces dents étaient saines et leur avulsion n'amena aucune modification, ni dans l'intensité, ni dans la nature des douleurs névralgiques.

Ces douleurs reviennent sous forme d'accès, qui, d'abord plus ou moins rapprochés, ont fini, depuis plus de deux mois, par devenir presque continus, se renouvelant à tous moments, principalement lorsque le malade ouvre la bouche ou qu'il veut parler. Il existe en outre une douleur continue, très vive, sur un point de la gencive correspondant à la place que devraient occuper la première et la deuxième grosse molaire inférieure droite.

A notre examen, nous constatons que cette région de la gencive, d'ailleurs absolument saine, est douloureuse au toucher, et il suffit d'une légère pression à ce niveau pour déterminer une crise. Celle-ci est également produite par le moindre mouvement d'abaissement de la mâchoire, par les tentatives de mastication. La chaleur et le froid n'ont aucune action sur le développement des crises névralgiques.

Celles-ci sont caractérisées peincipalement par une douleur extrêmement aiguë, ayant son point de départ et son maximum d'intensité dans le point du bord alvéolaire déjà signalé (première et deuxième grosse molaire inférieure droite), et irradiant vers la région sous-orbitaire et la joue du même côté, mais sans localisation très précise, sur les branches du trijumeau.

En même temps que la douleur, il se produit, au moment de la crise, une contraction spasmodique des muscles du côté droit de la face, comprenant le buccinateur, les élévateurs de la lèvre supérieure et même l'orbiculaire des paupières.

Pendant la crise, l'œil droit s'injecte légèrement et devient larmoyant.

Les sensibilités générales et spéciales sont absolument intactes ; il n'existe aucun trouble trophique du côté correspondant de la face.

Notons, en terminant, que, lorsque le malade marche, il éprouve à chaque pas un retentissement douloureux dans le côté droit de la mâchoire.

La santé générale est fortement atteinte, car, en raison de l'intensité de ces crises douloureuses qui, depuis deux mois, se reproduisent incessamment au moindre mouvement de la mâchoire, le malade est presque entièrement privé de sommeil, et ne peut qu'à grand'peine ingurgiter quelques aliments liquides ; parfois même il reste des journées entières sans prendre la moindre nourriture. Aussi est-il pâle, amaigri, sans force, son moral est profondément affecté.

Pendant environ deux mois, il a été soigné par M. Siredey, qui a essayé tous les médicaments les plus énergiques en usage contre les névralgies ; quelques-uns de ces remèdes produisaient parfois une légère amélioration, puis au bout de quelques jours les choses revenaient au même point, et les crises reparaissaient plus fréquentes, plus aiguës que jamais. C'est alors que M. Siredey, à bout de ressources, m'adresse le malade.

Je constatai d'abord qu'il ne s'agissait pas d'une névralgie trifaciale ordinaire, ni même d'une névralgie du nerf dentaire inférieur. La localisation de la douleur en une région limitée du bord alvéolaire de la mâchoire me fit penser qu'il existait une lésion quelconque, soit du tissu osseux, soit des branches alvéolaires du nerf dentaire inférieur, et me rappelant les faits analogues rapportés par Gross, dans le mémoire que j'ai cité précédemment, et dans lesquels ce chirurgien avait guéri ses malades en leur réséquant une portion du bord alvéolaire de la mâchoire, je résolus de tenter ce moyen.

Le malade accepta avec enthousiasme et, le 12 février, je procédai à l'opération, je me proposai d'enlever aussi régulièrement que possible une portion du bord alvéolaire de la mâchoire inférieure, comprenant les alvéoles de la première et de la deuxième grosse molaire droite, afin de pouvoir examiner avec le plus grand soin l'état de l'os et des branches du nerf dentaire inférieur ; malheureusement, je ne pus exécuter l'opération comme je l'avais projeté, les instruments. et en particulier les pinces coupantes, que l'on me présenta étant inapplicables.

Voici comment je procédai :

Le malade étant endormi, je pratiquai une incision sur la gencive, dans le point correspondant aux alvéoles des première et deuxième grosses molaires droites ; puis, après avoir décollé cette gencive en dehors et en dedans sur toute la hauteur du bord alvéolaire, je me servis de l'ostéotome de Mac-Even pour réséquer cette portion alvéolaire qui représentait un fragment du maxillaire d'environ 2 centim. carrés.

Mais, ainsi que je l'ai dit, je ne pus malheureusement détacher régulièrement cette portion d'os qui fut fragmentée et extraite par morceaux, sauf cela, l'opération fut d'ailleurs assez facile et en somme le but que je me proposais était atteint.

Le lendemain, le malade souffrait d'une douleur continue, mais très supportable, au niveau du point réséqué ; il remarque que cette douleur est toute différente de celle qu'il éprouvait auparavant. Il n'y a pas de crise ; pouls et température à l'état normal. Gargarisme avec l'eau chlorurée.

Le surlendemain de l'opération, le malade éprouve quelques crises douloureuses analogues à celles qu'il ressentait, mais moins fréquentes et moins intenses et sans contractions spasmodiques des muscles de la face. Ces crises ont été ensuite en diminuant de plus en plus pendant la semaine, puis le malade n'a plus éprouvé qu'une sorte de picotement au niveau de la partie réséquée du maxillaire. La mâchoire s'ouvre largement et facilement, le malade mange sans difficulté.

Enfin, le 29 février, se trouvant tout à fait bien, il demande sa sortie.

La plaie opératoire, qui avait marché très régulièrement vers la guérison, est complètement cicatrisée.

Le malade a été revu à diverses reprises et plusieurs mois après l'opération ; les douleurs n'ont jamais reparu. La santé générale est complètement rétablie.

Quelle est la nature de cette affection douloureuse du maxillaire inférieur ?

Ainsi qu'on peut s'en convaincre par la lecture de cette observation, il ne s'agit pas d'une névralgie du nerf maxillaire inférieur, ni même du nerf dentaire inférieur. Gross, qui a observé plusieurs faits absolument analogues et qui en rapporte cinq observations dans le mémoire déjà cité, attribue la maladie à la compression des minces filets nerveux qui traversent les alvéoles par dépôt de matière osseuse dans les canalicules.

D'autre part, dans un cas de névralgie du maxillaire inférieur, rapporté à la Société médico-chirurgicale de Bordeaux (Mém. et Bull., t. IV, p. 123, 1869), le professeur Denucé, ayant pratiqué une résection partielle de l'os, a pu constater, par l'examen du canal dentaire, que ce produit présentait au niveau de la première grosse molaire un coude qui rétrécissait son calibre et exerçait ainsi sur le nerf une compression constante, cause probable des douleurs.

J'ai vivement regretté, ainsi que je l'ai dit, de n'avoir pu, faute d'instruments convenables, pratiquer la résection du bord alvéolaire de manière à permettre un examen de l'os et des branches du nerf dentaire.

La question de la pathogénie de cette forme de névralgie du maxillaire reste donc encore incertaine.

Cependant, je serais tenté de croire que la cause de la maladie réside plutôt dans une altération des branches du nerf dentaire, que dans une lésion du tronc même de ce nerf, comme on semble l'avoir constaté dans le fait de M. Denucé. En effet, chez le malade qui fait le sujet de mon observation, comme chez les malades dont l'histoire a été rapportée par Gross, il a suffi de réséquer les alvéoles, sans toucher réellement au tronc du nerf dentaire, pour mettre fin aux crises douloureuses.

Il est donc permis de conclure que la lésion ne dépasse pas les alvéoles. Mais quelle est la nature de cette lésion ? Chez mon malade et chez quelques autres que j'ai pu observer, il n'y avait aucune trace d'inflammation au niveau des alvéoles vides. Le tissu osseux paraît, à ce niveau, absolument sain. Il est donc probable que ce sont les branches alvéolaires du nerf dentaire qui sont le siège de la lésion. S'agit-il simplement, comme le prétend Gross, d'une compression de ces branches nerveuses, résultant d'une sorte d'ostéite condensante, ou bien ces branches nerveuses sont-elles autrement altérées ? Seraient-elles le siège de petits névromes douloureux, comme on en observe à l'extrémité des nerfs, après les amputations. Cette dernière hypothèse se présente d'autant mieux à l'esprit, que la forme de névralgie du maxillaire dont il vient d'être question a toujours pour point de départ l'alvéole d'une dent arrachée.

Quoi qu'il en soit de cette question de pathogénie, l'observation que nous avons précédemment rapportée nous a paru intéressante au point de vue clinique. C'est un exemple d'une forme peu commune et surtout peu connue de névralgie du maxillaire, trop souvent confondue avec la névralgie du trijumeau, et qui ne guérit que par la résection du bord alvéolaire, point de départ de la douleur.

Les maladies du sinus maxillaire peuvent donner naissance à des névralgies toutes les fois que les lésions se propagent ou envahissent les os et déterminent une inflammation chronique du nerf.

M. Tillaux a cité un cas d'une névralgie du sous-orbitaire consécutive à un abcès du sinus maxillaire et pour lequel il dut faire une résection de ce nerf.

Je rapporte ici un cas de névralgie due à la pénétration d'une arachnide dans le sinus maxillaire, mais j'ai hâte de dire que rien ne semble moins prouvé que le fait de cette scolopendre vivant deux ans dans un sinus du maxillaire.

Observation. — *Névralgie (scolopendre causant une).*

Une jeune personne de 19 ans, et qui, depuis deux ans, était en proie à une névralgie sous-orbitaire, dont la violence, malgré l'emploi des traitements les plus rationnels, avait toujours été en croissant, fut subitement guérie après un éternuement qui amena, dit-elle, la sortie d'un insecte vivant. L'animal, présenté à M. Decerfs, qui donnait des soins à la malade, fut reconnu pour une scolopendre (scol. electrica, Linn.) (Acad. des Sciences, 28 octobre 1844).

« Le rhumatisme produit des névralgies qu'il faut distinguer des névralgies à frigore simples. Elles ne présentent pas du reste des caractères pathognomoniques. Ce sont leurs connexions pathogéniques qui indiquent leur nature : elles sont mêlées aux autres déterminations rhumatismales ou alternent avec elles. Tous les nerfs peuvent être atteints, le sciatique semble l'être plus spécialement.

« Le rhumatisme produit également ces névralgies graves qui entraînent des troubles trophiques (atrophie musculaire), c'est-à-dire des *névrites*.

« La névralgie rhumatismale s'accompagne de zona et de divers troubles trophiques.

« Quoi qu'en dise Besnier, je crois aussi que le rhumatisme développe des paralysies périphériques. Sans les confondre avec les paralysies à frigore, il y a des paralysies rhumatismales du facial et même du radial (malgré les travaux de Panas) et de plusieurs autres nerfs aussi. » (Grasset, *Mal. du syst. nerveux.*)

Ainsi pour M. Grasset, le rhumatisme est une cause de névralgie, mais ces névralgies *n'ont pas de caractères pathognomoniques, ce sont leurs connexions pathogéniques qui indiquent leur nature,* cela revient à dire que, quand on ne trouve pas de cause nettement appréciable d'une névralgie chez un sujet rhumatisant, on rattache sa névralgie à son rhumatisme.

Mais est-il bien démontré que les formes graves de la névralgie soient sous la dépendance du rhumatisme ? Voici ce qu'en pensait Trousseau :

« Un malade, qui n'éprouve maintenant aucune douleur, qui témoigne hautement de l'absence totale de souffrance, est tout à coup saisi d'une horrible souffrance, il porte la main à son visage, qu'il presse avec une force extrême, il balance sa tête entre ses mains en poussant des gémissements étouffés. Cette scène dure 10 à 15 secondes tout au plus, et le tout est fini sans convulsions, le malade reprend son discours interrompu, jusqu'au moment où il sera pris d'un paroxysme nouveau ; ou bien au moment où la douleur commencera, vous verrez tous les muscles d'un des côtés du visage s'agiter de mouvements convulsifs, rapides, et l'attaque, comme pour la maladie précédente, sera accomplie en deux ou trois minutes au plus. Comment ne pas reconnaître dans ces phénomènes la forme épileptique ? *Comment confondre ces névralgies à accès brusques et rapides, qui ne guérissent presque jamais et se prolongent toute la vie avec ces névralgies temporo-faciales, sciatiques, intercostales qui durent des jours, des heures, des semaines, sans interruption, ou avec des*

rémissions semblables à celles que laissent des douleurs rhuma-
tiques et qui cèdent spontanément, ou du moins à un traitement
topique et général convenablement dirigé. »

M. le professeur Peter, qui pense que le tic douloureux de la face peut guérir par le bromure de potassium, a dit dans une de ses cliniques :

« Pour nous qui ne considérons pas les mots de névralgie épileptiforme comme un simple synonyme, mais comme une idée nosologique aussi vraie qu'elle est féconde, nous avons pensé qu'il y aurait lieu d'appliquer au tic douloureux le traitement de l'épilepsie, c'est-à-dire le bromure de potassium à hautes doses. »

Et plus loin :

« Ce fait montre encore la justesse et la profondeur des vues cliniques de Trousseau, qui avait saisi les analogies morbides du tic douloureux et du morbus sacer et n'avait pas fait ainsi un rapprochement sans portée, puisqu'une même médication peut triompher des deux maladies. »

Les lésions syphilitiques du trijumeau sont assez rares, « le plus souvent elles se produisent par voisinage à la suite d'une lésion du périoste de la dure-mère ou d'une autre membrane ».

Elles s'accompagnent de douleurs névralgiques intenses, mais bien entendu ne relèvent pas du traitement chirurgical.

M. Lancereaux a rapporté dans ses leçons de clinique médicale (années 1879-1891) un cas remarquable de lésion syphilitique du ganglion de Gasser. du côté droit avec anesthésie de la face et fonte de l'œil.

Les névralgies d'origine diabétique sont rares et ne relèvent pas du traitement chirurgical.

Worms dans une communication à l'Académie de médecine (1880) leur attribue les caractères suivants :

1° Elles siègent symétriquement dans les branches nerveuses ;
2° Occupent de préférence les nerfs dentaires inférieurs ;
3° Paraissent dépasser en douleur les autres névralgies ;

4° Ne cèdent pas au traitement, s'aggravent et s'atténuent parallèlement à la glycosurie ;

5ᵃ La lésion du nerf est inconnue.

L'anémie et la chlorose déterminent certainement des névralgies faciales, il suffit pour s'en convaincre de voir de quelle vogue jouissait il y a quelques années le sous-carbonate de fer, et de lire les nombreuses communications faites sur l'emploi de ce médicament à l'Académie de médecine, mais ces névralgies guérissent facilement et ne doivent pas être traitées chirurgicalement.

On verra plus loin que le tronc commun des nerfs lingual et maxillaire inférieur se trouve entouré à sa sortie du trou ovale par un réseau veineux très développé. Une disposition presque analogue se retrouve pour le maxillaire supérieur, pendant qu'il traverse la fosse ptérygo-maxillaire. Ne se pourrait-il pas que chez les gens âgés les lésions de ces vaisseaux deviennent à leur tour cause d'une lésion du nerf, et produisent soit une névrite péri-fasciculaire soit une névrite intra-fasciculaire comme l'a démontré, le premier, M. Quénu dans le cas de varices des nerfs sciatiques. C'est là un point d'étiologie qui reste encore à vérifier.

Des auteurs anglais, et Rose en particulier, ont pensé que sous l'influence de l'âge les trous de la base du crâne se rétrécissaient et comprimaient les nerfs à leur sortie.

Il se peut qu'on ait observé dans certains cas pathologiques le rétrécissement des orifices de la base du crâne, mais normalement, l'âge n'apporte que des modifications fort légères dans la forme et dans les dimensions de ces orifices.

J'ai examiné un grand nombre de crânes de gens âgés, crânes qui font partie de la collection du musée de Clamart, et je les ai toujours trouvés soit normaux, soit légèrement agrandis. Le trou mentonnier, en particulier, se montre toujours agrandi chez les sujets âgés qui ont perdu leurs dents et dont l'arcade alvéolaire s'est résorbée.

Une question très importante au point de vue du traitement chirurgical est celle du siège de la lésion dans les névralgies graves dont l'étiologie nous échappe:

La lésion est-elle centrale ou périphérique?

C'est là, en effet, un point de la pathologie des névralgies qui commande tout le traitement chirurgical ; si la lésion est toujours périphérique, il suffira de faire la section et la résection d'une branche nerveuse, ou bien, comme M. Letiévant, la polynévrotomie des branches du trijumeau. Dans le cas contraire, il faut ou bien s'abstenir ou bien avoir recours à une opération bien plus grave et bien plus difficile et réséquer le ganglion de Gasser, comme le conseillent Rose et Horsley.

Le professeur Vulpian n'était pas très loin d'admettre l'origine centrale des névralgies et, dans la préface de l'ouvrage de Weir-Mitchel, sur les lésions des nerfs, il s'exprime ainsi : « Dans un grand nombre de cas, dit M. Vulpian, l'altération qui cause ces affections siège vers les extrémites centrales des nerfs ; le plus souvent peut-être, dans la moelle épinière ou dans ses membranes. En même temps, dans les cas où la névralgie a évidemment pour cause première une lésion de la périphérie des nerfs, dans ceux par exemple où une carie dentaire, une altération soit du périoste alvéolo-dentaire, soit des os maxillaires eux-mêmes, etc., ont donné naissance à l'affection douloureuse, on doit admettre, je pense, que souvent peu de temps après le début de cette affection, il se produit dans le centre nerveux, ou plus strictement pour les cas supposés, dans le noyau d'origine du nerf trijumeau, une modification morbide qui exalte à un haut degré l'excitabilité des éléments anatomiques de la substance grise les plus proches de ceux qui sont directement en rapport avec les fibres nerveuses dont les extrémités périphériques sont lésées. L'excitation transmise par ces fibres à leur noyau d'origine se propage aux foyers d'origine circonvoisins ; or, à cause de l'éréthisme morbide de ces foyers, la modification qu'elle y détermine se traduit par une douleur reportée par le sensorium à la périphérie des fibres qui naissent dans ces amas de substance grise ; et c'est ainsi qu'on peut s'expliquer l'irradiation de la névralgie den· taire, par exemple, à toute la moitié correspondante de la face. »

D'autres auteurs, s'appuyant sur les expériences de MM. Arloing et Tripier, pensent que la sensibilité récurrente peut expliquer tous les symptômes des névralgies, en admettant la lésion localisée dans les extrémités périphériques.

Pour Letiévant, les névralgies centrales se distinguent des névral- gies périphériques par les caractères suivants: douleurs fulgurantes jointes à des troubles encéphaliques, possibilité de faire éclater l'accès en prenant un point éloigné du corps : impossibilité de soulager par la pression énergique du nerf ; symptômes cérébraux variés s'ajoutant à la douleur.

CHAPITRE II

Procédés opératoires.

Avant de décrire les différents procédés employés actuellement dans le traitement chirurgical de la névralgie faciale, je dois dire un mot des procédés anciens et de ceux qui, bien que plus récents, sont aussi abandonnés parce qu'ils n'ont pas donné les résultats attendus.

C'est André, de Versailles, qui le premier a parlé du traitement chirurgical de la maladie qu'il avait su distinguer des autres affections douloureuses de la face :

« Faire une entamure sur l'endroit le plus douloureux, la continuer jusqu'à l'os, comprendre dans le trajet les branches du nerf et la destruction du périoste, faire suppurer le tout », tel était ce traitement. Pour cela il appliquait avec la potasse caustique un cautère au au niveau du point émergent du nerf, incisait l'escarre, remplissait l'incision avec des bourrelets de charpie, puis avec de la potasse caustique et surtout avec l'eau mercurielle, il arrivait jusqu'au nerf et jusqu'à l'os, détruisait le premier par le caustique et entretenait la suppuration de cette plaie, quelquefois pendant deux mois, réprimant autant qu'il le pouvait, par des cautérisations nouvelles, les bourgeons charnus qui n'auraient pas manqué de fermer la plaie.

La plaie guérie, le malade portait une mouche pour cacher la cicatrice. (Voir une revue anonyme du *Bulletin de thérapeutique*, 1853.)

Après le procédé d'André, on employa la méthode mixte de section et cautérisation. La section simple des nerfs n'a jamais donné de résultats durables, et cela est facile à comprendre aujourd'hui pour nous qui connaissons le cicatrisation et la régénération des nerfs, il fallait donc faire plus qu'une simple section, aller plus vite qu'André et faire une moins grande cicatrice. Dans la méthode mixte on sectionnait le nerf au bistouri et les deux bouts mis à nu étaient cautérisés avec le cautère actuel. (Jobert de Lamballe, procédé mixte, section, cautérisation.)

Je cite seulement pour mémoire, la compression de la carotide (Turck, 1842); la ligature de la carotide primitive (Cross, *Amer. Journ. of Med.*, 1883, p. 366); la ligature de la veine faciale, l'électropuncture (Hermel, 1844); l'acupuncture, la vibration des nerfs (Neale, 1855); les incisions sous-cutanées (Riberi, de Turin); méthodes peu employées et dont l'efficacité n'est pas démontrée.

L'élongation des nerfs, faite pour la première fois par Billroth, a été employée un assez grand nombre de fois dans le traitement de la névralgie faciale. M. Chauvel a publié, en 1881, un mémoire sur l'élongation des nerfs, dans lequel on trouve 13 observations de névralgies faciales traitées par cette méthode ; M. Chauvel termine ainsi son mémoire :

« Sans entrer dans le détail des faits, il est permis de dire aujourd'hui que, dans les névralgies rebelles, la distension des nerfs compte de brillants succès. Déterminer avec précision ses indications, établir jusqu'à quel degré elle peut être poussée sans inconvénient, jusqu'à quel point il faut la conduire pour assurer le succès, nous paraît actuellement impossible. Mais déjà les recherches physiologiques et les faits cliniques semblent d'accord pour indiquer qu'une anesthésie complète et prolongée est une condition première de la guérison durable. *Les uns ont été trop loin, les autres se sont arrêtés trop tôt* dans les tractions, et il en devait forcément être ainsi, en l'absence de toute règle possible. Jusqu'ici on opérait au jugé, et l'on réussissait fort souvent, en dosant exactement la force déployée, en la proportionnant au volume du nerf et au but à atteindre, les succès seront encore plus nombreux. »

Comme on le voit, M. Chauvel est plein de confiance dans l'avenir de ce procédé opératoire. Je crois cependant que l'élongation n'est pas le procédé de choix dans le traitement des névralgies du trijumeau et cela, pour trois raisons :

1° Parce que c'est un procédé aveugle dans lequel on ne sait pas bien encore ce que l'on fait et que par suite il est bien difficile de ne pas *opérer au jugé de ne pas aller trop loin ou de ne pas s'arrêter trop tôt.*

2° Ce n'est pas le procédé de choix dans le traitement de la névralgie faciale parce que le trijumeau a une physiologie spéciale, parce qu'il énerve le globe de l'œil, et que des tractions sur l'une quelconque de ses branches peuvent retentir sur cet organe et devenir la cause de lésions graves et même de la fonte de l'œil.

3° Enfin parce que les statistiques montrent que ce procédé est inférieur aux autres opérations.

Sur 11 cas, Hahn, de Berlin, trouve :

> 6 récidives après 8 mois.
> 2 résultats négatifs.
> 1 amélioration.
> 2 cas n'ont pas été suivis.

M. Lagrange, de Bordeaux, a trouvé sur 15 cas :

> 1 guéri après 3 ans.
> 5 aucun résultat.
> 1 amélioration passagère.
> Les autres n'ont pas été suivis.

Branche ophtalmique.

La branche ophtalmiqu eest, moins souvent peut-être que les autres branches du trijumeau, le siège de douleurs névralgiques localisées.

Les sections et résections faites sur ce nerf ont porté surtout sur le rameau frontal. On a cependant réséqué quelquefois les nerfs nasal externe et nasal interne.

RAMEAU FRONTAL. — SECTION ET RÉSECTION

Opération. — 1° Faire parallèlement au bord supérieur de l'orbite, immédiatement au-dessous du sourcil, une incision courbe à *concavité inférieure* de 3 cent., commençant en dedans à la racine du nez.

2° Couper la peau, puis le muscle orbitaire.

3° Sentir avec le bout de l'index l'encoche du rebord orbitaire et dénuder le nerf à ce niveau.

4° Lier le nerf à sa sortie de l'encoche et le sectionner.

5° Débrider l'échancrure en dehors pour libérer le nerf et couper toujours en dehors (pour ne pas blesser le grand oblique) le ligament suspenseur de la paupière.

6° Le nerf maintenu, tendu par le fil on l'isole doucement avec une pince à disséquer de la graisse intra-orbitaire. (On peut glisser sous le nerf le pavillon d'une sonde, ou un écarteur mince et étroit.)

7° On coupe le nerf aussi loin que possible dans l'orbite (1 cent. à 2 cent.)

Par ce procédé, ou en prolongeant l'incision cutanée un peu en dedans et en bas, on peut réséquer le nerf nasal externe au moment où il sort au-dessous de la poulie du grand oblique.

SECTION OU RÉSECTION DU NERF NASAL INTERNE

Opération. — Faire une incision partant de l'angle interne de la paupière supérieure à 3 millimètres au-dessus de son bord libre et remontant verticalement vers le bord interne de l'arcade orbitaire.

Le bistouri, tenu perpendiculairement à la surface de l'apophyse orbitaire interne du frontal, doit diviser, d'un seul coup, tous les tissus jusqu'à la surface osseuse elle-même de cette apophyse.

On décolle alors le périoste de cette surface osseuse d'avant en arrière, dans l'étendue de 2 centimètres environ. Au fond de la plaie, on aperçoit le nerf ethmoïdal, sous la forme d'un petit cordon blanc tendu entre le trou orbitaire interne et le périoste refoulé par la sonde cannelée.

On charge le nerf sur un crochet et on le divise d'un coup de ciseaux. (Letiévant.)

OBSERVATION. — *Un cas de névralgie épileptiforme de la face, traitée par la section du nerf nasal interne et nasal externe, avec anesthésie produite par injection intra-veineuse de chloral.* M. ORÉ (*Gaz. des hôp.*, 1875, p. 738).

Il s'agit d'une femme de cinquante et un ans, dont le début de la maladie remonte à neuf ans.

En 1872, M. le Dr Laudes avait déjà réséqué les nerfs sous-orbitaire et dentaire antérieur, et cette opération avait été suivie d'un calme momentané. Dans ces derniers temps, les crises ont reparu avec intensité, résistant à tous les calmants possibles. Le chloroforme n'ayant pas provoqué l'anesthésie, M. Oré a injecté 4 gr. 50 de chloral dans les veines et a obtenu ainsi une insensibilité absolue qui a permis à M. Laudes de réséquer les nerfs nasal interne et nasal externe.

Le lendemain de l'opération (24 juillet), il ne restait aucune trace de l'injection. Le 1er août, on constate une diminution dans les douleurs névralgiques de l'œil, ces dernières semblent se localiser dans la lèvre supérieure, il ne s'est produit ni phlébite, ni caillot, ni hématurie.

———

Nerf maxillaire supérieur.

Je ne puis donner ici une description complète du nerf maxillaire supérieur et de ses branches, mais je voudrais rappeler quelques points de l'anatomie, et les rapports de ce nerf avec les vaisseaux de la région.

La branche maxillaire supérieure considérée dans son ensemble comprend 4 portions distinctes :

1° Portion intra-crânienne, du ganglion de Gasser au trou grand rond.

2° Portion comprise dans la fosse sphéno-maxillaire. Étendue du trou grand rond à la partie postérieure du canal sous-orbitaire.

3° Portion comprise dans le canal sous-orbitaire.

4° Portion comprise entre le trou sous-orbitaire et les tissus mous de la face auquel le nerf se distribue.

Rapports du nerf sous-orbitaire à sa sortie du trou du même nom. — Le trou sous-orbitaire est situé de 4 à 8 millimètres au-dessous du bord inférieur de l'orbite, près du milieu de ce bord inférieur, mais un peu en dedans. Il occupe le sommet de la fosse canine, ses dimensions sont variables, les plus grands mesurent 6 millimètres de diamètre transverse. Cet orifice est bordé en haut et en dehors par une petite crête osseuse mousse, qui se prolonge dans quelques cas en avant en en cachant la lumière.

Sur 20 crânes examinés, 11 fois le trou se dirige obliquement en bas et en dedans, 9 fois directement en bas. Cette obliquité en dedans de l'orifice du canal sous-orbitaire et du nerf de même nom est utile à connaître, bien que de peu d'importance, quand on veut sectionner le nerf à sa sortie du trou.

Le nerf, sorti du canal, repose sur le périoste de l'os, il est recouvert par le releveur de la lèvre supérieure et le muscle orbiculaire, entre les deux se trouve la veine faciale qui croise le nerf un peu au-dessous du trou.

Canal sous-orbitaire. — Obliquement dirigé d'arrière en avant et de dehors en dedans, sa longueur moyenne est de 3 centim. à 3 centim. 1/2. Le toit est en partie osseux et en partie fibreux.

Sur 20 crânes, j'ai trouvé 14 fois la partie supérieure du canal moitié osseuse, moitié fibreuse.

2 fois la portion osseuse recouvrait plus des 2/3 de la paroi supérieure ; 4 fois la portion osseuse ne s'étendait que sur le 1/3 antérieur.

Dans le canal, l'artère est située en dehors du nerf. Dans une de mes dissections, j'ai vu l'anomalie suivante : Le rameau dentaire antérieur et supérieur naissait du tronc du sous-orbitaire bien plus haut que de coutume, l'artère sous-orbitaire passait entre les deux nerfs ; si l'on avait sectionné le nerf en laissant l'artère dans le canal, le nerf dentaire échappait à la section.

Fosse ptérygo-maxillaire. — Le nerf maxillaire supérieure traverse la fosse ptérygo-maxillaire obliquement d'arrière en avant et de dedans en dehors appliqué contre le plafond de cette fosse, caché en grande partie par une saillie plus ou moins prononcée suivant les sujets, saillie anguleuse qui se détache de la crête qui résulte de l'union de la portion verticale de la grande aile du sphénoïde avec sa portion horizontale.

Le nerf est situé immédiatement au-dessus de l'artère maxillaire interne qui, à ce niveau, se dirige de dehors en dedans, pour gagner le trou sphéno-palatin, l'artère décrit à ce niveau une courbe à convexité supérieure et le nerf semble couché sur sa convexité. Au niveau du point où le nerf croise l'artère, cette dernière donne les branches suivantes : temporale profonde antérieure la plus en dehors, sous-orbitaire, alvéolaire, vidienne et palatine supérieure.

L'alvéolaire descend contournant la tubérosité postérieure du maxillaire. La sous-orbitaire se dirige d'abord en bas, puis remonte sur la paroi postérieure du sinus, décrit un coude et pénètre dans le canal sous-orbitaire ; au moment où elle entre dans le canal, elle est fixée assez solidement au périoste.

Toutes ces artères sont en rapport ou tout au moins très rappro-
chées de la face postérieure du sinus. Il est donc dangereux de trépaner cette paroi postérieure, comme je le montrerai plus tard.

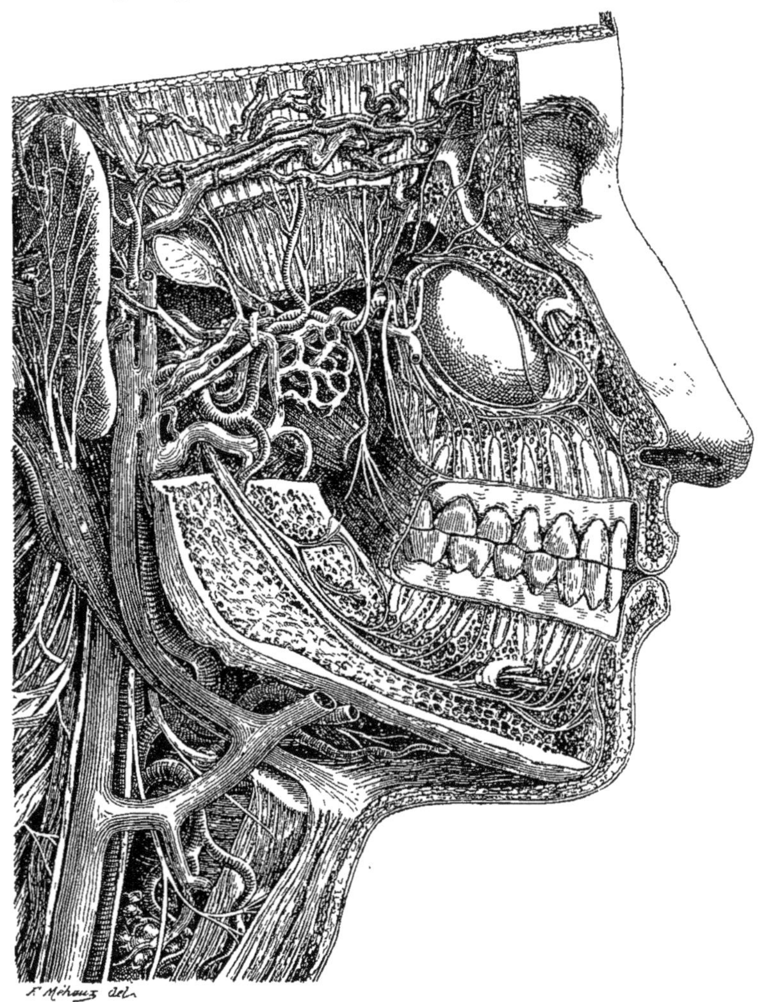

La fosse temporale et la fosse ptérygo-maxillaire.
Dessin emprunté à l'atlas de Arnold et dû à l'obligeance de M. le professeur Farabeuf.

Il y a dans la fosse ptérygo-maxillaire, entre les artères, un plexus
veineux considérable qui, dans les injections bien réussies, se montre

comme formé d'un réseau de mailles inextricables qui cache tous
les autres organes. Ces veines innombrables et les branches artérielles sont unies entre elles par un tissu fibreux, assez dense, et
dans les dissections on a grand mal à bien isoler les différentes branches.

La figure ci-jointe, empruntée à l'atlas d'Arnold, ne donne qu'une
faible idée du plexus veineux qui occupe la fosse ptérygo-maxillaire.
« Les veines n'y sont pas représentées en assez grand nombre »
(professeur Farabeuf, Comm. orale).

Est-il possible, malgré les nombreux vaisseaux, veines et artères
qui comblent la fosse ptérygo-maxillaire, malgré les tractus fibreux
qui les unissent entre eux et malgré l'apophyse qui se détache de la
grande aile du sphénoïde et descend parfois assez bas en avant de
l'entrée de la fosse ptérygo-maxillaire ; est-il possible, dis-je, d'isoler
le nerf maxillaire supérieur, *de voir le ganglion spléno-palatin* et
de sectionner le nerf avant la naissance des branches qui se jettent
dans ce ganglion.

Je n'hésite pas à dire qu'en se plaçant au point de vue chirurgical,
il est absolument impossible d'isoler le ganglion de Meckel, je m'en
suis convaincu à plusieurs reprises et c'est l'avis de bien d'autres.
Il est déjà bien difficile dans une dissection faite dans un but purement
anatomique d'isoler ce ganglion en le cherchant par la fosse ptérygo-
maxillaire. « Ce dernier masqué par du tissu adipeux, enveloppé par
une gaine fibreuse de la dure-mère est très difficile à découvrir. » Voilà
l'opinion de Hirschfeld (1), mon maître, M. Quénu (2), est du même
avis. C'est aussi l'opinion de M. Farabeuf (3) (comm. orale). S'il était
besoin d'une preuve après les témoignages que je viens d'invoquer,
je pourrais dire que dans un concours d'agrégation d'anatomie, pas
encore très loin de nous, une des questions données par le jury à
l'épreuve de dissection a été celle-ci : « nerf maxillaire supérieur » ; sur
trois candidats, tous les trois anatomistes et ayant l'habitude de disséquer, un seul réussit à trouver le ganglion sphéno-palatin.

(1) Traité et iconographie du système nerveux et des organes des sens, par
Ludovic Hirschfeld, Paris, 1865, p. 184.

(2) Je ne parle ici bien entendu que du ganglion de Meckel.

(3) Je prie M. le professeur Farabeuf d'agréer tous mes remerciements, tant pour
les services qu'il m'a rendus que pour l'accueil si bienveillant qu'il m'a fait dans son
laboratoire.

Fort heureusement ou peut arriver sur le nerf maxillaire supérieur dans la fosse ptérygo-maxillaire, et l'on peut le sectionner entre le cerveau et le ganglion de Meckel, sans avoir vu ce dernier, ce qui est impossible.

Toutefois ce n'est pas une opération facile, ce n'est pas une opération qu'il faut entreprendre sans l'avoir préalablement répétée souvent sur le cadavre.

Dans le crâne. — La portion intra-crânienne ne présente rien de bien spécial, on ne peut l'atteindre qu'après avoir pénétré dans le crâne, par un des procédés décrits par Rose ou par Horsley.

On peut classer de la manière suivante les différents procédés employés jusqu'ici pour sectionner le nerf maxillaire ou ses branches :

I. — *Section et résection du nerf sous-orbitaire à sa sortie du trou.*

A. — Section sous-cutanée.
B. — Section après incision de la peau et des tissus sous-jacents.
C. — Section par la bouche.

II. — *Section et résection du nerf sous-orbitaire sur le plancher de l'orbite.*

A. — Méthode sous-cutanée.
B. — Méthode ordinaire.

III. — *Section et résection du nerf maxillaire supérieur dans la fosse ptérygo-maxillaire avec ablation du ganglion sphéno-palatin.*

A. — Trépanation du sinus maxillaire.
B. — « Evidement » de la fosse ptérygo-maxillaire, procédé de Losen-Braun.

IV. — *Section et résection du nerf maxillaire dans le crâne.*

I. — Section du nerf sous-orbitaire a sa sortie du trou

La section et résection isolée du nerf sous-orbitaire à sa sortie du trou est une opération très facile, mais qui doit trouver rarement son indication. Pour nous, elle ne serait guère indiquée que dans quelques cas rares de cicatrice douloureuse située près du trou sous-orbitaire, dans un cas semblable on peut en même temps que l'on enlève la cicatrice, réséquer le nerf à sa sortie.

Je ne dirai rien de la section simple du nerf soit par la méthode sous-cutanée, soit faite par la bouche.

La section simple sous-cutanée est une opération inutile, faite par la bouche, elle peut devenir dangereuse.

Opération. — 1° Sortir le bord inférieur de l'orbite.

2° Faire à 5 millimètres au-dessous de ce bord inférieur et parallèlement à lui une incision courbe (1) de 2 cent. 1/2 en commençant à 1 centimètre en dehors d'une ligne verticale qui passerait par l'angle interne de l'œil.

3° Inciser d'un seul coup tous les tissus jusqu'à l'os.

4° Abaisser fortement la lèvre inférieure de l'incision en décollant de l'os tous les tissus, le périoste excepté ; on voit bientôt le nerf et les vaisseaux qui se portent en bas et en dedans (2).

5° Lier solidement le nerf et les vaisseaux avec un fil de soie que l'on passera avec une aiguille de Cooper et sectionner le tout au-dessus du fil dans le trou même sans faire de tractions (3).

6° Le nerf sectionné est attiré au dehors de la plaie grâce au fil et l'on peut très facilement suivre ses divisions vers la peau dans l'étendue de 1 cent. 1/2 à 2 cent.

7° Sutures de la plaie sans drainage.

(1) On a proposé des incisions variées en T, en U, en V, etc.

(2) Si le trou sous-orbitaire regarde très en dedans, son orifice est plus rapproché de l'angle interne de la plaie, il y a cependant intérêt à ne pas inciser trop près de l'aile du nez pour ne pas couper la veine angulaire. Il suffit d'être prévenu du reste pour ne pas se laisser égarer par cette disposition.

(3) Si l'artère sous-orbitaire coupée au niveau du canal donnait du sang, il suffirait d'obturer le canal avec une petite boulette de cire iodoformée aseptique.

II. — Section et résection du nerf sous-orbitaire sur le plancher de l'orbite

Ce procédé permet de sectionner et réséquer le nerf sous-orbitaire avant la naissance du nerf dentaire inférieur, c'est un procédé facile qui a donné de très bons résultats. Rose dit même qu'il donne d'aussi bons résultats que la section du maxillaire supérieur dans la fosse ptérygo-maxillaire. M. Tillaux a beaucoup contribué à faire connaître ce procédé en France. Il a inspiré sur ce sujet la thèse de deux de ses élèves.

Je ne dirai rien de la méthode sous-cutanée de Malgaigne.

Section et résection du sous-orbitaire dans le canal.

Opération. — 1° Sentir le bord inférieur de l'orbite.

2° Faire à 4 millimètres au-dessous du bord inférieur de l'orbite une incision courbe parallèle à ce bord, et longue de 3 1/2 à 4 cent. Inciser d'un seul coup jusqu'à l'os.

L'incision doit s'arrêter en dedans à 1 cent. de la ligne verticale qui passe par l'angle interne de l'œil.

3° Disséquer la lèvre supérieure de l'incision en rasant le périoste.

4° Inciser le périoste avec le bistouri sur le bord tranchant de l'orbite et commencer à le décoller avec la pointe.

5° Décoller le périoste du plancher de l'orbite soit avec une petite rugine, soit avec une pince à disséquer, qui est suffisante le plus souvent.

6° Le périoste décollé, faire maintenir doucement l'œil soulevé avec une petite cuillère.

7° Chercher à voir le canal sous-orbitaire, marqué souvent par une ligne grise due à ce que les vaisseaux sont vus à travers ses parois. Si on ne voit pas le canal, il faut promener transversalement l'extrémité d'une sonde cannelée ou d'un instrument mousse sur le plancher de l'orbite un peu en arrière, on sent alors au niveau de la partie membraneuse du canal une dépression et un ressaut.

8° On conseille généralement d'ouvrir le canal au niveau de la portion membraneuse avec le bistouri, mais le plus souvent en décollant le périoste on brise l'extrémité postérieure de la portion osseuse du toit du canal que est toujours très mince, il devient alors très facile d'enlever avec une pince un petit fragment d'os et de continuer avec la lame du bistouri tenue horizontalement à enlever la partie osseuse du toit. Jusque près de l'orbite (3 à 4 millimètres).

9° Il est alors facile de dégager le nerf de son canal à ce niveau, car il est très rapproché de l'opérateur, il est très facile de le voir et de le distinguer de l'artère. On dégage à ce niveau le nerf et l'artère du canal en les soulevant avec une pince fine sans chercher à les séparer l'un de l'autre, on charge le tout sur un petit crochet ou sur une aiguille de Cooper, et alors seulement on sépare et assez facilement l'artère du nerf, l'artère liée avec un fil de soie fine est détachée du nerf aussi loin que possible et ce dernier est alors sectionné au niveau même de son entrée dans le canal sous-orbitaire (1).

S'il est très facile de séparer l'artère du nerf au niveau de la partie antérieure du canal, il n'en est pas de même quand on arrive au fond de l'orbite et il ne faut pas s'étonner si, au moment où l'on sectionne le nerf à son entrée dans le canal, en sectionnait en même temps de nouveau l'artère sous-orbitaire.

L'hémorrhagie qui en résulte n'est du reste pas grave.

10° Le nerf sectionné à l'extrémité postérieure du canal sous-orbitaire, il est facile de l'arracher au niveau du trou, sous-orbitaire, après l'avoir lié avec un fil de soie, l'incision première est suffisante pour arriver sur le trou sous-orbitaire, il suffit d'abaisser la lèvre inférieure de l'incision.

11° Sutures sans drainage.

COMPLICATIONS. — 1° *L'hémorrhagie*, due à la section de l'artère sous-orbitaire, n'est pas grave, elle cède facilement soit à la compression, soit à la torsion.

2° *Perforation du sinus* ; complication peu importante qui ne

---

(1) On conseille dans les traités de médecine opératoire de faire sauter la paroi osseuse du canal, avec une petite gouge et un maillet, mais en lisant les observations on voit qu'un bistouri un peu fort a toujours été suffisant pour enlever la lamelle osseuse qui recouvre le canal. J'ai eu l'occasion d'aider M. Marchand à réséquer le nerf sous-orbitaire par ce procédé, M. Marchand s'est servi uniquement d'un bistouri solide.

doit pas empêcher de chercher à obtenir une réunion par première intention.

OBSERVATION. — *Névralgie sous-orbitaire avec tic douloureux datant de quatre ans. Résection de 2 centimètres et demi du nerf par section dans l'orbite. Réunion immédiate. Guérison.* M. TERRILLON. *Bull. gén. de thérap.*, 1881, p. 49.

Le nommé S..., âgé de 34 ans, employé à la Monnaie, est un homme grand, vigoureux, ayant toujours joui d'une excellente santé.

Il a eu jusqu'à l'âge de trente ans quelques migraines bien caractérisées et quelques douleurs vagues et peu persistantes dans les épaules, cela notamment en 1870 et 1872, mais sans avoir besoin de recourir à aucun traitement.

L'affection névralgique qu'il présente actuellement a commencé vers le milieu de l'année 1877.

Au début, ce n'était qu'un fourmillement léger, passager, survenant par moments dans la lèvre supérieure du côté droit, et occupant surtout les parties superficielles. Bientôt les douleurs devinrent plus manifestes et plus profondes. Les dents correspondantes de la mâchoire supérieure devinrent douloureuses, au point d'empêcher la mastication.

L'arrachement de ces dents ne procura qu'un soulagement passager, les dents étaient saines, les alvéoles se comblèrent rapidement.

Ce ne fut qu'au commencement de l'année 1879 que les accès douloureux très pénibles commencèrent à se montrer. Ils se produisaient plusieurs fois dans la journée et la période des accès durait de 8 à 10 jours pour cesser à peu près complètement. Après un intervalle d'un mois ou deux, une période analogue se présentait.

Les accès allèrent en se rapprochant, et duraient jusqu'à une heure, avec un tic spécial très gênant. La douleur partait de la lèvre supérieure pour s'irradier instantanément du côté de la paupière inférieure. Le moindre mouvement, le moindre attouchement de la lèvre ou de la peau, même de la moustache, suffisaient pour provoquer la crise.

Pour se soulager, le malade était obligé de frotter fortement le côté de la face avec son mouchoir, ce qui provoquait une rougeur persistante de cette région.

Les traitements employés contre cette névralgie rebelle furent nombreux et suivis avec persévérance, mais ils ne procurèrent qu'une amélioration passagère ; les principaux furent les suivants :

En 1879, on lui appliqua sur la région plusieurs vésicatoires successifs.

Plus tard on employa l'aconitine, qui ne donna qu'un soulagement passager.

Il en fut de même du bromure de potassium employé avec persévérance.

On se décida à essayer quelques applications de sangsues, qui ne firent aussi que soulager.

Enfin, il prit pendant deux ou trois mois du sirop de Gibert dans la crainte qu'il n'y eut ici une manifestation syphilitique ; mais l'action de ce médicament fut absolument nulle.

En 1880, l'aconitine fut reprise de nouveau, mais sans succès, pendant vingt jours environ ; l'électrisation locale ne donna aucun soulagement apparent dans le courant du mois de novembre.

Pendant les deux mois qui précédèrent l'opération, la maladie devint intolérable, les crises douloureuses se succédaient à intervalles très courts, nuit et jour, et mettaient le malade dans un état de souffrance tel qu'il parlait de se suicider. Je conseillai donc l'extirpation d'une partie du nerf comme étant le seul moyen de soulager le malade.

Opération. — Le malade fut opéré, le 9 décembre, avec l'aide de MM. les docteurs Beaumetz et Bérala et de mon interne M. Auvard.

Le chloroforme fut administré pendant toute l'opération, qui dura une heure.

Premier temps. — Incision transversale, légèrement concave en haut, au niveau du bord inférieur de l'orbite, depuis l'extrémité externe jusqu'à un demi-centimètre de l'extrémité interne.

Cette limite interne ne fut pas dépassée, dans la crainte de blesser l'artère ou la veine angulaire. Une incision verticale, partant du milieu de ta première incision, descendit à 2 centimètres et demi au centre de la joue. Cette incision verticale, faite à ce niveau, se trouvait correspondre, non pas au trou sous-orbitaire, mais en dehors de lui, afin de ne pas léser le nerf lui-même. Je préférai aller à la recherche du nerf en disséquant du côté interne afin de le trouver intact et même de dilacérer ses rameaux externes ; en faisant cette recherche, une grande abondance de sang gêna la recherche du nerf.

Celui-ci, bien découvert au niveau de sa sortie du trou sous-orbitaire, fut entouré d'un fort fil de soie, et lié solidement, en ayant soin de le prendre en totalité dans la ligature,

Deuxième temps. — L'aponévrose orbitaire fut décollée, après avoir été coupée sur l'os au niveau du bord inférieur de l'orbite. Elle fut ensuite séparée facilement de la paroi inférieure de l'orbite, et au moyen d'une petite cuiller de métal on la maintint soulevée, ainsi que le globe oculaire.

L'hémorrhagie fut arrêtée assez complètement, par la compression des bords de la plaie avec des éponges, le canal osseux du nerf sous-orbitaire fut facilement découvert.

Pour détruire la paroi supérieure du canal, je n'eus pas besoin de recourir à la gouge, un fort bistouri me permit de l'entamer facilement. Avec une pince à disséquer il me fut facile de détruire cette paroi en la brisant par petites parcelles. Je remarquai alors que, malgré l'anesthésie profonde dans laquelle se trouvait plongé le malade, chaque fois que le nerf était atteint par les mors de la pince, il y avait un soubresaut produit par un acte réflexe énergique, et une agitation assez prononcée lui succédait.

L'artère qui accompagne le nerf fut blessée pendant cette manœuvre et donna du sang qui gêna l'opération. Enfin, après avoir dénudé le nerf, aussi loin que possible, je pus le saisir en entier avec un petit crochet mousse très fin et je le sectionnai avec des ciseaux.

Il suffit alors de tirer sur le fil qui maintenait l'extrémité antérieure pour arracher le nerf. Nous pûmes constater alors, que le trou sous-orbitaire était absolument libre et qu'aucune fibre nerveuse n'existait à ce niveau, l'ablation était donc complète.

Le morceau de nerf extirpé avait 2 centimètres 1/2 ; nous étions donc certains d'avoir dépassé l'origine du filet dentaire antérieur, je dirai de suite que l'examen histologique ne démontra aucune altération appréciable. Lorsque l'hémorrhagie fut complètement arrêtée, je pratiquai quelques points de suture avec du catgut très fin, mais sans réunir les angles des lambeaux, afin de permettre une issue facile des liquides, s'il y avait lieu. De l'ouate imbibée d'eau phéniquée fut maintenue à la surface de la plaie protégée par un morceau de protective, le tout fut maintenu avec une bande de flanelle qui comprimait légèrement ; une vessie remplie de glace fut maintenue à la surface du bandeau pendant cinq jours.

Les suites furent aussi simples que possible : ni douleurs, ni inflammation, ni gonflement, sauf un peu de chémosis de la conjonctive.

La réunion immédiate fut parfaite et on ne vit aucune trace de pus. Les sutures furent enlevées le cinquième jour, le huitième jour le malade fut débarrassé de son bandeau.

A partir de l'opération, il ne ressentit aucune douleur, sauf pendant la nuit qui suivit ; il éprouva alors quelques tiraillements vagues, mais ne ressemblant pas à un accès de névralgie, dans la lèvre supérieure et l'aile du nez. Il est donc actuellement guéri et l'on peut espérer que la récidive n'aura pas lieu.

Je ne veux insister, dans le fait que je présente, que sur la réunion immédiate obtenue, malgré les désordres assez profonds produits par l'opération du côté de l'orbite et de sa paroi osseuse. L'emploi du bandeau compressif et de la glace en permanence semble avoir eu un effet heureux indubitable dans ce cas.

Mais il est une particularité que je veux mettre en relief : c'est l'état de la sensibilité des parties innervées par le nerf sous-orbitaire.

Lorsque la plaie fut bien nettement cicatrisée et que l'érythème léger qui occupait la joue eut cessé, vers le huitième jour à peu près, voici quel était l'état de la sensibilité.

Le simple attouchement ou chatouillement de la peau était senti manifestement sur toute la surface de la peau de la partie antérieure de la joue, mais il semblait qu'une lame de coton ou une feuille de papier était interposée.

Au contraire, le bord libre de la lèvre supérieure, ainsi que la face interne de cette lèvre et les gencives correspondantes, étaient absolument dépourvus de sensibilité.

La piqûre avec une aiguille était à peine sentie au niveau de la joue, mais le contact du métal était parfaitement perçu toujours avec sensation de l'interposition d'un corps étranger. Elle n'était nullement perçue sur la face interne de la lèvre et la gencive.

La sensibilité à la température, chaude ou froide, était complètement abolie.

Je terminerai cette esquisse rapide sur la réaction du nerf sous-orbitaire par quelques réflexions que m'a suggérées l'opération précédente.

Depuis quelques années on a pratiqué, surtout en Allemagne, une opération spéciale qui paraît avoir donné des résultats assez probants dans la névralgie. Les névralgies d'origine traumatique, celles que l'on constate sur les nerfs des membres, nerfs sciatiques ou autres, ont été traitées par l'élongation brusque des nerfs, et la guérison apparente a succédé à un certain nombre de ces tentatives. La même opération a été faite pour le nerf dentaire, mais j'ai trouvé peu d'exemples, publiés pour le nerf sous-orbitaire. Cependant, un cas intéressant fut publié dernièrement par M. Walsham, in *British medical*, 25 décembre 1880.

Il s'agit d'une névralgie du sous-orbitaire, amenant des accidents épileptiformes et qui fut guérie après la traction brusque.

Craignant que, chez mon malade, l'action de cette méthode ne fût que passagère, comme la section simple, je n'ai pas hésité à faire la résection. Ici, en effet, l'opération n'est pas sensiblement plus dangereuse, et les inconvénients inhérents à une résection nerveuse sont nuls, car on n'a à craindre ni paralysie, ni troubles trophiques, comme pour les nerfs des mixtes. Enfin, je savais quels sont les résultats que l'on peut espérer de la résection, alors que l'élongation n'a pu encore donner des résultats probants et assez longuement étudiés.

Sans vouloir insister trop longuement sur un caractère intéressant étudié spécialement par Letiévant, sous le nom de suppléance nerveuse, je parlerai, en terminant, des phénomènes qui se passent dans la région innervée par le nerf sous-orbitaire au point de vue de la sensibilité.

On peut voir dans l'observation précédente que la sensibilité tactile a diminué, mais n'a pas été abolie complètement par le fait de la section. Elle persistait, mais voilée pour ainsi dire comme si un corps, tel que du papier (d'après le dire du malade) avait été interposé entre le doigt et la peau.

La sensibilité à la douleur était, au contraire, abolie complètement au centre de la région, et fortement diminuée dans les parties voisines. Enfin la température n'était nullement perçue.

On a donc ici un bel exemple de sensibilité suppléée, soit par les nerfs voisins qui envoient des rameaux sur la peau de la région, soit par des filets sensitifs du facial.

Mais il semble cependant que le nerf sous-orbitaire tient par lui-même, et sous sa dépendance exclusive, la sensibilité à la douleur, au moins dans une zone égale à une pièce d'un franc et surtout la sensibilité à la température.

Mais le fait le plus frappant, est celui de l'abolition totale, sans suppléance immédiate, des trois sensibilités, au niveau des gencives et de la face interne de la lèvre correspondante. Le nerf dentaire antérieur tient donc sous sa dépendance exclusive la sensibilité de ces parties, et il semble n'y avoir ici aucune anastomose ou suppléance, comme cela existe au niveau de la peau.

Les sensibilités altérées semblent s'améliorer rapidement, ainsi que je l'ai constaté chez mon malade, mais sans que le retour soit complet. Cependant la sensibilité à la température a reparu en partie sur la peau de la joue ainsi que la sensibilité à la douleur. Dans les observations publiées on trouve signalé le retour presque parfait dans quelques cas, dans d'autres, au contraire, après trois ans et plus, la sensibilité à la douleur était encore obtuse. Il y a donc sous le rapport du retour de cette sensibilité des différences encore inexpliquées.

Pour la sensibilité des gencives et de la muqueuse de la lèvre supérieure, rien de précis n'a été constaté, car je crois que ce point a jusqu'ici été à peine signalé. L'observation que je publie sera peut-être le point de départ de recherches spéciales sur ce sujet. La courte esquise que je viens de faire touchant l'intervention chirurgicale dans les névralgies rebelles du nerf sous-orbitaire, aura peut-être aussi l'avantage d'encourager les chirurgiens à faire bénéficier les malades d'une opération qui les guérit ou du moins les soulage si rapidement et pour longtemps. Mais j'établis une réserve pour les cas dans lesquels la névralgie n'est pas localisée au seul nerf sous-orbitaire, car souvent on n'obtient qu'un résultat insignifiant, à moins de pratiquer simultanément ou successivement plusieurs résections nerveuses.

II. — RÉSECTION DU NERF MAXILLAIRE SUPÉRIEUR APRÈS TRÉPANATION DU SINUS MAXILLAIRE

Procédé de Carnochan. — Le procédé de Carnochan est une opération qui nous semble peu recommandable. Par ce procédé en effet, on opère au fond d'un puits de 5 1/2 à 6 centimètres de profondeur. Après avoir détruit la paroi postérieure du sinus, on arrive directement sur la maxillaire interne et sur les branches qu'elle donne dans la fosse ptérygo-maxillaire. Deux d'entre elles, l'alvéolaire et la sous-orbitaire sont directement appliquées contre cette paroi.

Or, on ne peut pas, comme dans le procédé suivant, lier préventivement l'artère maxillaire interne, s'il y a une hémorrhagie, et les observations de Carnochan prouvent que cela est possible, il faut faire de la compression, chercher à tordre les artères, mais tout cela est fait au hasard.

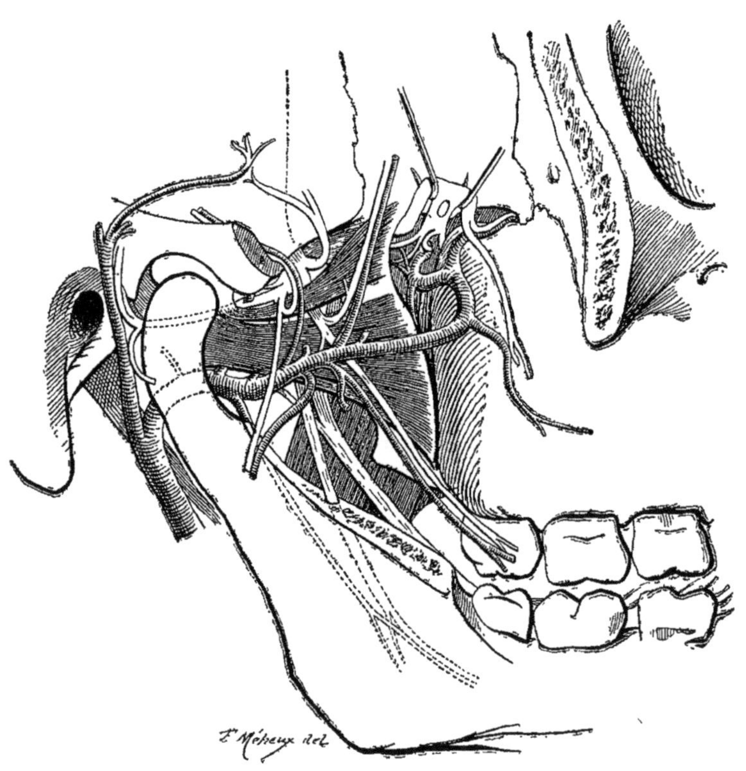

L'artère maxillaire interne et le ganglion sphéno-palatin.
(Copie d'un dessin de M. le professeur Farabeuf.)

Je rapporte ici le procédé de Carnochan tel qu'il a été décrit par ce chirurgien, puis l'opération modifiée par Letiévant.

Voici le procédé de Carnochan, qui le premier pratiqua cette opération, le 16 octobre 1856, et qui l'a répétée deux fois :

On trouvera en note dans le mémoire de M. Segond, une critique très juste du procédé de Carnochan.

« Carnochan taille un lambeau cutané triangulaire dont la base correspond au bord inférieur de l'orbite et le sommet au pli nasolabial. Ce premier lambeau est renversé de bas en haut, et la lèvre est fendue, vers le milieu de sa longueur, dans la direction de la pointe du lambeau. L'os maxillaire supérieur est ainsi mis à nu. On recherche les filets du nerf sous-orbitaire, on les suit jusqu'à l'émergence du tronc. Une couronne de trépan entoure le nerf et enlève la portion d'os qui l'environne ; l'on fait sauter avec la pince de Luër et un petit ciseau le pourtour du trou sous-orbitaire et la portion dure du canal de ce nom, en ouvrant largement le sinus maxillaire, ce qui permet d'arriver au plancher de l'orbite que l'on traverse avec précaution. On parvient ainsi à la paroi postérieure du sinus maxillaire que l'on brise à l'aide du ciseau. Les parcelles ou fragments osseux sont extraits. Le tronc du nerf est isolé des tissus renfermés dans la fosse sphéno-maxillaire et la dissection conduit au ganglion de Meckel dont on divise les branches, et, avec des ciseaux courbes on divise le tronc nerveux lui-même à la sortie du trou grand rond et on excise plusieurs centimètres de longueur. » (Letiévant.)

Le premier malade sur lequel M. Carnochan exécuta son opération, était sujet à une névralgie faciale rebelle depuis 1851. A partir de 1856, elle fut presque continuelle et prit une intensité effrayante, tous les moyens antinévralgiques avaient été tentés en vain, l'opération fut faite le 16 octobre ; le tronc nerveux fut coupé à sa sortie du trou grand rond. Le malade se rétablit promptement sans cicatrice difforme, la guérison fut complète et il n'y eut pas de récidives. Tout le tronc nerveux était plus volumineux qu'à l'état normal, et tellement congestionné que sa couleur était celle du tissu musculaire, son névrilème était également hyperhémié. On avait enlevé le nerf dans une longueur de plus de 1 pouce trois quarts.

Chez le deuxième malade, homme de 54 ans, la névralgie avait résisté pendant un grand nombre d'années à tous les moyens connus et en particulier à la section plusieurs fois répétée du nerf sous-orbitaire, qui n'avait jamais produit qu'un soulagement passager. On enleva le nerf dans une étendue de deux pouces et avec lui le ganglion de Meckel. On y retrouvait les mêmes lésions que dans le premier cas. Ce malade, comme le premier, fut complètement guéri.

Dans le troisième cas, la névralgie datait de 1851 ; la malade, âgée de 55 ans, souffrait horriblement par intervalles et rien n'avait pu la soulager ; la section du nerf sous-orbitaire avait été presque sans effet ; l'opération fut suivie d'une guérison complète. Il y avait eu une forte hémorrhagie venant de la fosse sphéno-maxillaire, qu'on arrêta au moyen de l'éponge préparée ; on avait enlevé 2 pouces du nerf qui était gonflé et injecté.

Dans ces trois cas, l'opération fit prompte justice des douleurs les plus atroces ; mais on ne peut rien en conclure quant à la guérison radicale. La première opération datait de quatorze mois quand M. Carnochan la fit connaître ; la deuxième, de deux mois et la troisième de quatre semaines seulement. Remarquons du reste qu'apparemment ce chirurgien n'a enlevé le ganglion de Meckel qu'une fois, et que sous ce rapport, l'opération est notée incomplète 2 fois sur 3. *American Journal of medical science*, t. XXXV, 1858.

Procédé de Linhart, de Wursbourg. — Linhart, de Wursbourg, a employé le galvano-cautère pour sectionner le nerf, après avoir au préalable décollé le périoste du plancher de l'orbite.

Le malade a guéri, malgré une hémorrhagie très grave pour laquelle on se préparait à lier la carotide primitive et malgré une perforation du pharynx.

Je ne connais pas d'autre observation que celle rapportée par Linhart lui-même.

Le malade de M. Linhart, âgé de 43 ans, était sujet à une névralgie faciale depuis l'année 1841. La névralgie primitivement erratique, occupant alternativement les différents rameaux sensitifs des deux côtés de la face, avait fini par se localiser dans le nerf sus-orbitaire du côté droit en 1858. La résection de ce nerf n'amena qu'un soulagement passager, et les autres moyens employés généralement contre les névralgies avaient complètement échoué.

La névralgie se fixa ensuite dans le nerf sous-orbitaire droit, et M. Linhart se proposa d'aller couper le nerf maxillaire inférieur derrière la branche malaire et les nerfs dentaires postérieurs, afin de ne pas exposer le malade à une récidive dans ces branches. Après quelques tâtonnements, il s'arrêta à un procédé qu'il décrit en ces termes : Une incision courbe, à convexité inférieure, fut d'abord faite le long du rebord inférieur de l'orbite, commençant à 1 centimètre au-dessus de l'angle externe de l'œil, et s'arrêtant au niveau du ligament palpébral interne. Après avoir coupé l'orbiculaire suivant la même ligne, on fit fortement relever la paupière inférieure, et on divisa la membrane tarso-orbitaire en relevant le bord de l'orbite.

De la réunion du tiers moyen, et du tiers interne de cette première incision, on en fit partir une seconde verticale, grâce à laquelle on put détacher l'insertion supérieure du muscle releveur de la lèvre supérieure, et mettre à nu les faisceaux divergents du nerf sous-orbitaire.

L.   4

Ces incisions donnèrent lieu à une hémorrhagie assez abondante, à cause de l'état d'hyperhémie de l'œil et de son entourage.

Le pavillon myrtiforme d'une sonde cannelée fut ensuite glissé entre le plancher inférieur de l'orbite et le globe de l'œil jusqu'au sommet de l'orbite, et servit à écarter l'œil de cette paroi de l'orbite, on le releva obliquement de bas en haut et de dehors en dedans, afin de ménager l'insertion du muscle oblique inférieur. C'est aussi pour cette raison qu'on avait donné à l'incision cutanée une direction oblique.

L'œil était maintenu relevé, la tige courbe de l'appareil galvano-caustique de Middeldorf (destinée à la cautérisation des rétrécissements) fut introduite froide jusqu'à l'angle le plus interne de la fente sous-orbitaire et appuyée solidement d'avant en arrière ; puis on laissa passer le courant.

Instantanément le point occupé par le cautère fut transformé en une vaste perte de substance, et l'instrument pénétra d'avant en arrière sans rencontrer de résistance.

En arrêtant le courant et en sondant ensuite la plaie, on reconnut qu'elle allait jusqu'aux os de la base du crâne.

On fit de nouveau passer le courant, et on trouva le bec de l'instrument en dedans, en glissant le long de la base du crâne ; le cautère pénétra jusque dans la partie céphalique du pharynx, immédiatement derrière l'orifice postérieur de la fosse nasale (après l'opération, l'air sortait par l'orbite lorsque le malade se mouchait et lorsqu'il toussait) ; puis on dirigea l'instrument en dehors de la fente sphéno-maxillaire vers la fosse temporale, et enfin on lui fit longer d'arrière en avant, la partie postérieure du canal sous-orbitaire, celle qui est moitié osseuse, moitié fibreuse, jusqu'au point où ce canal devient complètement osseux.

Une grande quantité de sang s'échappa de l'orbite dès le moment où l'instrument pénétra dans la fente sphéno-maxillaire et l'hémorrhagie fut plus considérable encore lorsque l'instrument eut été retiré. L'orbite se remplit de sang en un clin d'œil, et de cette mare de sang s'échappait en tourbillonnant un jet artériel vigoureux. On tamponna avec des bandelettes de charpie imprégnées d'eau de Pagliari et de perchlorure de fer, et on cessa de relever le globe de l'œil, dont le refoulement faisait beaucoup souffrir le malade.

L'hémorrhagie orbitaire s'arrêta ; mais le sang s'infiltra dans la tempe, dans la peau et dans les interstices musculaires du cou, avec une telle rapidité qu'il fallut comprimer la carotide primitive pendant que l'on préparait tout ce qu'il fallait pour lier cette artère. Au bout de 10 minutes, l'hémorrhagie paraissant s'arrêter, on cessa la compression et on retira les tampons. L'hémorrhagie ne tarda pas à se renouveler, mais avec une moindre intensité, et elle s'arrêta promptement par une nouvelle compression. Il y eut cependant plus tard par l'orbite plusieurs hémorrhagies de peu d'importance. dont les applications de glace triomphèrent rapidement.

Après avoir arrêté l'hémorrhagie, on disséqua le faisceau des bronches auxquelles le nerf sous-orbitaire donne naissance à sa sortie du trou sous-orbitaire. Cette dissection donna encore lieu par l'artère sous-orbitaire, à une hémorrhagie qui fut arrêtée par l'application d'un petit cautère actuel. On attira ensuite le nerf sous-orbitaire hors de son canal osseux, et on le coupa dans une longueur d'un pouce.

La plaie ne fut réunie qu'en partie par des sutures, parce qu'il était probable qu'elle suppurerait ; toutefois la suppuration se fit par la suite principalement dans la fosse nasale et dans le pharynx.

Immédiatement après l'opération, le malade se plaignit de douleurs très vives au niveau de la plaie et du globe oculaire, toutefois ces douleurs étaient très supportables en comparaison des accès névralgiques, l'hémorrhagie provenait évidemment de l'artère maxillaire interne, qui avait été coupée par le cautère électrique.

Le soulagement complet éprouvé par le malade fut de courte durée. Dès le quatrième jour, des douleurs reparurent sur le trajet du nerf buccinateur droit, et bientôt elles occupèrent de nouveau un grand nombre de rameaux sensitifs de la face, surtout du côté gauche ; elles ne cédèrent qu'à un traitement énergique par des frictions mercurielles. Le malade sortit le 30 juillet, complètement guéri, l'œil n'avait pas souffert, et la cicatrice n'était un peu déprimée qu'au niveau du bord de l'orbite » *Vierteljahrschriff für die practische Heilkunde*, t. II, 1860.

RÉSECTION DU NERF MAXILLAIRE SUPÉRIEUR DANS LA FOSSE PTÉRYGO-MAXILLAIRE

C'est incontestablement le procédé de choix pour réséquer le nerf maxillaire supérieur dans la fosse ptérygo-maxillaire. Le procédé de Lossen-Brown est bien supérieur au procédé de Carnochau où l'on opère à l'aveugle, exposant le malade à des hémorrhagies graves dont on ne peut se rendre maître que difficilement. C'est ce procédé que M. Segond a employé dans 3 cas, en le modifiant légèrement, on trouvera plus loin la description de l'opération telle qu'elle a été faite par ce chirurgien.

J'ai déjà dit qu'il était impossible de voir le ganglion sphéno-palatin au cours de la résection du maxillaire supérieur. M. Segond est du même avis, il ne recherche même pas à voir le ganglion, il va saisir le nerf à l'extrémité antérieure de la fosse ptérygo-maxillaire, là où il est le plus facilement accessible, il le sectionne puis l'enroule autour d'une pince et le sectionne à nouveau à sa sortie du trou grand rond, et par surcroît de précaution il fait une toilette complète de la fente ptérygo-maxillaire. En résumé, c'est bien comme le dit M. Farabeuf, ce qu'il faut faire pour être sûr de tout enlever, c'est *« l'évidement de la fosse ptérygo-maxillaire. »*

Dans les 3 cas où M. Second a employé ce procédé, il n'a pas eu d'hémorrhagie. Je dois dire cependant, qu'un des avantagages de cette méthode, est de mettre à l'abri des hémorrhagies en permettant de lier assez facilement, si besoin était, l'artère maxillaire interne.

Des trois opérés de M. Second :

La 1re malade a été guérie pendant 13 mois. Après la récidive elle s'est suicidée.

Le 2e malade a vu les douleurs réapparaître depuis quelques mois.

Le 3e depuis 2 ans 1/2 est encore actuellement bien portant.

Dans 5 cas opérés par Creny, on trouve :

Une récidive au bout de 9 mois, mais les douleurs sont moins vives que par le passé.

Une récidive, mais peut-être temporaire après 10 mois.

Les trois autres étaient bien portants après 4 mois, 9 mois, et plus de 2 ans.

Madelaug a opéré trois malades qui ont été revus guéris au bout de cinq mois, de 2 ans, et de 2 ans 1/2.

L'opération comprend cinq temps principaux qu'il est nécessaire d'envisager isolément (1) :

1. — L'incision des téguments.

2. — La résection temporaire de l'arc zygomato-malaire.

3. — La mise à nu de la fente ptérygo-maxillaire par écartement du muscle temporal.

4. — La recherche et la résection du nerf avec ablation concomitante du ganglion sphéno-palatin, puis arrachement du nerf sous-orbitaire.

5. — La remise en place des parties, les sutures et le pansement.

I. *Incision des téguments.* — Pour inciser en bonne place, il faut d'abord, par l'exploration méthodique de la région, déterminer les trois points de repère suivants :

On trouve en outre dans le mémoire de M. SEGOND (*Revue de chirurgie*, 1890) une revue critique des procédés employés pour réséquer le maxillaire supérieur.

(1) M. SEGOND. *Revue de chirurgie*, 1890, p. 192.

1° Le bord supérieur de l'extrémité postérieure de l'apophyse zygomatique ; 2° le point de jonction de la portion verticale et de la portion horizontale du rebord osseux qui limite la fosse temporale en bas et en avant et qui est successivement constitué par l'apophyse zygomatique, l'os malaire et l'apophyse orbitaire externe ; 3° le point d'intersection du bord inférieur de l'os malaire et du bord antérieur du masséter. Ces trois points doivent être réunis par une incision anguleuse dont la branche horizontale longe le bord supérieur de l'arc zygomato-malaire et dont la branche descendante, un peu oblique en bas et en avant, traverse la face externe de l'os malaire. Il convient d'inciser d'un seul trait en commençant par la branche horizontale ou la branche verticale, suivant qu'on opère à droite ou à gauche. De la sorte, il est aisé d'émousser l'angle formé par les deux branches de l'incision et la cicatrice en est d'autant plus parfaite. Après avoir tracé l'ensemble de l'incision, il faut diviser l'aponévrose épicrânienne au ras de l'os et sectionner à fond le périoste du malaire au point où passera tout à l'heure le trait de scie. Cela fait, le rôle du bistouri est terminé et son usage doit être absolument proscrit dans les autres temps de l'opération.

II. *Résection temporaire de l'arc zygomato-malaire.* — L'hémostase étant bien assurée, on passe l'aiguille de Cooper de haut en bas derrière l'os malaire, en faisant sortir sa pointe au-devant du bord antérieur du masséter. L'os est ensuite scié avec la scie à chaîne, puis fracturé par renversement brusque, au niveau du col de l'apophyse zygomatique. On obtient ainsi un lambeau angulaire ostéo-musculo-cutané. qui est renversé en bas et en arrière. Ce temps opératoire doit être exécuté avec attention et suivant les règles très précises, si l'on veut, d'une part, opérer à l'aise et d'autre part assurer la bonne consolidation ultérieure de l'arc osseux temporairement réséqué. Pour obtenir ce double résultat, il est indispensable que le trait de scie soit aussi antérieur que possible et traverse très obliquement l'épaisseur de l'os. En effet, la saillie de l'os malaire est toujours ce qui gêne le plus l'accès de la fente ptérygo-maxillaire et partant il est nécessaire de diminuer cette saillie en rendant la section osseuse aussi antérieure que possible. Quant à l'obliquité de la section, il est clair qu'elle est très favorable à la bonne coaptation ultérieure des deux fragments osseux. On ne manquera donc pas de faire mouvoir la scie à chaîne, dans un plan antéro-postérieur et de la placer de telle sorte qu'elle morde franchement la portion verticale du rebord temporal de l'os malaire, en empiétant au besoin sur le bord externe de l'apophyse orbitaire.

III. — *Écartement du muscle temporal et découverte de la fente ptérygo-maxillaire.* — Ce temps opératoire doit être exécuté uniquement à l'aide des doigts et d'une sonde cannelée. Celle-ci va d'abord déloger le bord antérieur du muscle temporal derrière le rebord osseux orbito-malaire. Puis, l'index étant plongé dans la région, on achève de décoller le muscle et peu à peu, on arrive à découvrir très nettement la fente ptérygo-maxillaire et le tissu graisseux qui en voile la rainure. Ce temps opératoire offre des difficultés sérieuses si on a sectionné l'os malaire trop en arrière ; mais lorsqu'on a scié en bonne place, rien n'est plus simple que de récliner le muscle temporal. J'ajoute que si on a soin de n'employer que la sonde cannelée et la pulpe des doigts comme agents de décollement, on n'est jamais gêné par le sang. En quelques instants, avec un peu de patience et grâce à la compression par les éponges, on obtient une cavité complètement étanche.

Pour retenir le muscle en arrière et bien découvrir la fente ptérygo-maxillaire, il faut employer deux écarteurs de Farabeuf. L'un d'eux soutient le muscle en haut, l'autre en bas et en arrière, ce dernier écarteur porte à la fois sur le tendon du muscle temporal et sur l'apophyse coronoïde qu'il pourrait abaisser un peu, si cette saillie osseuse venait à gêner, et ce n'est point rare. C'est là, du reste, une nouvelle raison de toujours bien placer le trait de section de l'os mallaire. Je ne crains pas d'insister encore sur ce précepte. L'os mallaire et l'apophyse coronoïde sont, en effet, les deux promontoires qui défendent l'accès de la fente ptérygo-maxillaire et gênent le passage à la manière de deux battants d'une porte trop étroite. Aussi bien, ne doit-on rien négliger pour faire cette porte aussi large que possible. La situation que je viens d'assigner à l'écarteur inférieur n'est pas exactement représentée sur la figure de Farabeuf.

Celle-ci y gagne en clarté, car, placé plus bas l'écarteur aurait voilé le lambeau ostéo-musculaire dont nous tenions à bien montrer l'ensemble. Mais en pratique il est indispensable de procéder comme je l'ai conseillé.

4° *Recherche et résection du nerf.* — Nous voici au temps le plus délicat de l'intervention, la fosse ptérygo-maxillaire étant bien découverte, Chalot écrit qu'il faut la disséquer avec une sonde cannelée, reconnaître le nerf et le charger sur un crochet mousse. A mes yeux, cette manière de faire n'est pas la bonne. En effet, le foyer opératoire est, sans doute, étanche et le regard y pénètre aisément ; mais, par contre, on agit au fond d'une cavité singulièrement profonde, la rainure de la fente ptérygo-maxillaire est voilée par du tissu graisseux, le nerf qui la traverse à sa partie la plus élevée est très loin situé, tant et si bien que dans la grande majorité des cas, *il est impossible de rien voir.* J'insiste beaucoup sur ce fait, et je m'étonne de ne pas l'avoir vu relever par les chirurgiens qui ont décrit l'opération. Donc le nerf et le ganglion sont invisibles, voilà la règle, et c'est au fin fond de leur étroite cachette qu'il faut aller les déloger. Rien n'es plus simple heureusement, mais encore une fois, c'est à la condition de ne pas chercher à voir le nerf avant de le charger.

Voici comment il faut procéder : Prenant un crochet à strabisme dont le bec est courbé en l'air, on le porte sur la berge antérieure de la fente ptérygo-maxillaire, puis le faisant glisser sur la voussure postérieure du sinus maxillaire, on le pousse à *fond* jusqu'aux limites les plus profondes de la fente osseuse. Cela fait, et le crochet étant bien maintenu à son maximum de pénétration, on le fait remonter jusqu'à la partie supérieure de la fente ptérygo-maxillaire, en ayant soin, vers la fin de ce mouvement ascensionnel, d'incliner le crochet un peu en avant, comme si on voulait introduire son bec dans l'orbite par la fente sphéno-maxillaire. Le crochet est enfin ramené en dehors le nerf est sûrement chargé et c'est alors seulement qu'on peut le voir. Si la prise du nerf paraît douteuse, il est un moyen fort simple de la vérifier, il suffit de saisir le nerf sous-orbitaire à son point d'émergence et de lui imprimer des mouvements de traction. Ceux-ci se transmettent au crochet qui a chargé le nerf maxillaire dans la fente ptérygo-maxillaire, et le moindre doute ne saurait subsister.

Pour réséquer le nerf dans la fente ptérygo-maxillaire, on le saisit avec une pince à mors étroits et longs que l'on tord ensuite sur elle-même de manière à enrouler, pour ainsi dire, le nerf autour de l'instrument et à bien dégager son point d'émergence qu'il est alors facile de couper au ras du trou grand rond. On termine en section-

nant le nerf le plus en avant possible dans la fente sphéno-maxillaire
et en arrachant la portion terminale du nerf, par la petite incision
horizontale déjà faite au-devant du trou sous-orbitaire.

La totalité du nerf sous-maxillaire située au delà du trou grand
rond se trouve ainsi supprimée. Quant au ganglion de Meckel, il est
clair que son ablation suit fatalement celle du nerf au bord inférieur
duquel il est cramponné. Par surcroît de précaution, on peut du reste
terminer par une toilette complète de la fente ptérygo-maxillaire à
l'aide d'une pince fine et par voie d'arrachement. L'espèce d'enroule-
ment auquel j'ai recours pour bien dégager le nerf à sa sortie du trou
grand rond est très analogue au procédé d'extraction des nerfs que
Thiersch (1) a récemment préconisé et qu'il exécute avec une pince
dont les deux branches (l'une concave et l'autre convexe) paraissent
très semblables à celles d'une pince à friser.

Il est une disposition anatomique suceptible de compliquer beaucoup la recherche du nerf dans la fente ptérygo-maxillaire. Chez un
certain nombre de sujets, et si j'en crois les recherches que j'ai entre-
prises avec Potherat (2) le fait est surtout fréquent chez les hommes,
la partie supérieure de la fente est voilée par la crête osseuse (3) qui
limite en avant la surface d'insertion du muscle ptérygoïdien externe
sur la face dite zygomato-temporale du sphénoïde. Dans le cas où le
développement exagéré de cette crête osseuse viendrait à gêner par
trop la recherche et l'accrochement du nerf, il suffirait de la faire
sauter d'un coup de gouge pour lever toute difficulté.

Je dois enfin signaler ici un accident capable, dit-on, de compliquer
la résection du nerf maxillaire supérieur dans la fente ptérygo-maxillaire. Je veux parler de l'hémorrhagie par blessure des rameaux de
la maxillaire interne. Sur mes trois opérés, je n'ai rien observé de
semblable, mais dans trois cas rapportés par Czerny (4) l'écoulement sanguin n'a pu être maîtrisé que par le tamponnement. Je crois
qu'en opérant comme je l'ai dit, on évitera presque toujours cette
complication qui me paraît, du reste, sans gravité. En supposant
qu'il soit impossible de placer une ligature, et je le crois volontiers,

(1) XVIIIᵉ congrès de la Soc. all. de chirurgie. Voir *Bull. méd.*, 1889, p. 535.
(2) POTHERAT. *Bull. Soc. anat.* Séance du 18 octobre 1889.
(3) Voir SAPPEY. *Traité d'ancriatomie desptive*, 3ᵉ édit., t. I, p. 145.
(4) CZERNY. *Loc. cit.*

on aura toujours la possibilité de recourir à la compression. La région s'y prête merveilleusement et je m'étonne fort que Reyher (1) ait eu la pensée d'assurer l'hémostase par la ligature préalable de la carotide primitive. Son opéré a guéri et je l'en félicite, mais ce serait vraiment faire trop d'honneur à la sphéno-maxillaire que de discuter un seul instant l'opportunité d'une semblable intervention.

Sutures et pansement. — La remise en bonne position des parties déplacées ou divisées pendant l'opération, les sutures et le pansement doivent être l'objet d'une sollicitude particulière, car, à tous points de vue, la nécessité d'une réunion par première intention s'impose. C'est, en effet, le seul moyen d'obtenir une cicatrice cutanée convenable, d'assurer l'intégrité des mouvements ultérieurs de la mâchoire et de se mettre dans les meilleures conditions pour éviter la formation d'un tissu cicatriciel fibreux susceptible d'occasionner une récidive par compression des extrémités nerveuses. J'ajouterai même que, dans ce cas particulier, on a tout avantage à perfectionner encore le pronostic opératoire en recherchant la réunion primitive sans drainage. L'asepsie parfaite du foyer opératoire, la possibilité de réaliser une coaptation parfaite des parties divisées et de les maintenir en bonne position par un pansement compressif sont autant de raisons qui autorisent cette manière de faire et, comme je l'ai dit, j'en ai personnellement obtenu les meilleurs résultats.

Je pense donc qu'il faut procéder de la manière suivante : l'hémostase étant bien assurée et tous les recoins du foyer opératoire soigneusement étanchés avec une éponge imprégnée de sublimé, le muscle temporal est étalé dans sa loge, puis, après avoir relevé le fragment osseux fracturé, on le fixe en bonne position par un simple point de suture au catgut ne comprenant que les parties molles périosseuses et placé vers le bord supérieur de l'axe osseux. La réunion soignée des lèvres de l'incision cutanée avec du fil d'argent fin et l'application d'un large pansement ouaté compressif terminent l'opération.

Les dentelures de la fracture zygomatique et l'obliquité de la surface de section antérieure sont, comme l'a dit Czerny, deux conditions qui favorisent beaucoup la consolidation osseuse en bonne position. Je crois donc inutile de faire une suture osseuse proprement dite ou même de placer une rangée de sutures perdues destinées à

(1) REYHER, cité par CHAVASSE. *Loc. cit*

réparer la section de l'aponévrose temporale. Le simple point de suture para-osseux que je conseille, suffit à éviter tout déplacement osseux pendant l'application du pansement, et c'est bien la seule indication à remplir. Les résultats obtenus le prouvent. Mes trois opérés ont conservé la parfaite liberté des mouvements de leur mâchoire inférieure et chez tous trois la consolidation osseuse est parfaite.

Obs. I. — *Névralgie surtout localisée à la deuxième branche du trijumeau du côté droit. Résection du nerf sous-orbitaire et du sus-orbitaire. Récidive au bout de dix-huit mois. Résection du nerf maxillaire, du ganglion sphéno-palatin dans la fente ptérygo-maxillaire, du filet ethmoïdal du rameau nasal de la branche ophtalmique et du grand nerf sous-occipital. Guérison constatée au bout d'un an.*

Mme X..., 76 ans, vient me consulter, à la fin de 1886, pour une névralgie faciale droite dont elle souffre depuis quatorze ans. Elle a été du reste toute sa vie, sujette à des manifestations névralgiques multiples et, pendant dix-huit ans, elle a souffert d'un lumbago qui a nécessité les traitements médicaux les plus variés. Au début, les douleurs faciales se produisaient par accès et seulement pendant les repas, sous l'influence des mouvements de mastication. La douleur naissait au niveau du rebord alvéolaire pour gagner ensuite la moitié correspondante de la face, avec prédominance marquée au niveau du trou sous-orbitaire.

En 1882, les troubles se sont aggravés, la douleur est venue pour ainsi dire permanente et les crises très fréquentes, la névralgie du nerf sous-occipital s'est montrée, les traitements médicaux les mieux dirigés ont tous échoué et vers la fin de 1886 la situation est devenue particulièrement intolérable (perte de l'appétit et du sommeil, moral déplorable, crises très douloureuses avec crispation convulsive des muscles de la face, larmoiement et abondant écoulement de salive, etc.)

L'intervention chirurgicale est proposée et acceptée. Le 10 janvier 1887, avec l'assistance de mes amis MM. Brissaud et Lannois, je pratique la résection totale du nerf sous-orbitaire et la section du sus-orbitaire, en suivant exactement le manuel opératoire conseillé par Farabeuf. Le 16 janvier, j'enlève les fils avec le premier pansement, la réunion est complète, la peau de la joue est insensible à la piqûre dans toute l'étendue de la région de la pommette, il en est de même de la peau qui surmonte la tête du sourcil dans l'étendue d'une pièce de un franc, les crises douloureuses n'ont plus reparu depuis l'opération. Les seuls phénomènes qui persistent sont quelques douleurs très légères sur le trajet du nerf sous-occipital, un peu de sensibilité du rebord alvéolaire et de la voûte palatine pendant la mastication et quelques élancements fugitifs dans l'aile droite du nez et la commissure des lèvres. La malade, très heureuse de sa nouvelle situation, reprend son activité et ne ressent aucune douleur sérieuse pendant dix-huit mois.

En 1888, sans cause appréciable, les douleurs reparaissent avec les mêmes caractères qu'autrefois et, très vite, la fréquence et l'excessive intensité des crises portent une atteinte profonde à la santé générale. Tous les moyens médicaux sont de nouveau mis en œuvre par M. Brissaud, mais en dépit des médications les plus énergiques, les crises douloureuses se multiplient et prennent une telle acuité que la malade en arrive à songer au suicide. Vers le 20 décembre 1888, elle réalise son projet en avalant une forte de dose de laudanum. Un médecin appelé en toute hâte conjure les accidents et la malade, aussitôt remise, me met elle-même en demeure de tout tenter pour faire cesser ses souffrances.

Comme autrefois, les douleurs débutent par la voûte palatine pour envahir ensuite toute la moitié correspondante de la face et du crâne. Les points douloureux sous et sus-orbitaires sont moins accusés que par le passé. Mais, par contre les irridiations douloureuses vers l'aile du nez sont particulièrement intenses. Parfois elles se propagent sur le trajet du nerf dentaire inférieur ; l'anesthésie provoquée par une première intervention a disparu et tous les ligaments de la moitié droite et du crâne sont le siège d'une légère hyperesthésie. L'œil est presque toujours injecté, et comme autrefois il se produisit à chaque crise un abondant écoulement de larmes et de salive. La pusillanimité de la patiente rend l'examen de la cavité buccale très difficile. Néanmoins il est facile de constater que le moindre frottement du rebord alvéolaire de la voûte palatine est très douloureux.

Dans ces conditions, l'indication d'une nouvelle intervention me semble indiscutable et, le 29 décembre 1888, je pratique les sections nerveuses suivantes :

1º Résection du nasal externe (sous-trochléaire d'Arnold) et section du filet ethmoïdal du rameau nasal de la branche ophtalmique de Willis.

2º Résection du nerf sous-occipital ; 3º résection du nerf maxillaire supérieur et du ganglion de Meckel. Pour le nasal externe, le filet ethmoïdal et le sous-occipital, je suis les règles opératoires données par Letiévant. Quant à la résection du nerf maxillaire supérieur et du ganglion sphéno-palatin, je l'exécute en suivant le manuel opératoire décrit à la fin de ce travail. Cette triple opération est exécutée avec l'assistance de mes amis, M.M. Brissaud, D. Serraud, Launois, Delbet et Potherat. M. Launois donne le chloroforme, MM. Delbet et Potherat m'assistent directement, et je puis dire que les divers temps de l'intervention sont menés à bien sans difficulté. Après avoir partout assuré l'hémostase et l'asepsie, je fixe l'arcade zygomatique, à l'aide d'un simple fil de catgut, passé dans le périoste, je suture les trois plaies opératoires sans drainage, je les recouvre avec de la gaze iodoformée et je termine par l'application d'un bandage ouaté compressif.

Les suites opératoires sont aussi bénignes que possible, la température ne s'élève pas une seule fois au-dessus de la normale et le 6e jour j'enlève tous les fils avec le premier pansement, partant la réunion est parfaite et depuis l'instant de l'opération les douleurs n'ont pas reparu. Vers le 12e jour tout pansement est cessé.

C'est le 7 janvier seulement que je puis explorer les zones anesthésiées par l'intervention. Une plume d'oie introduite dans la narine droite n'est pas sentie. L'anesthésie au contact, à la température et à la piqûre est complète dans toute l'étendue des téguments limités en haut par une ligne horizontale rasant le bord de la paupière inférieure, en dehors par une ligne allant de l'angle externe des paupières à la commissure labiale, en dedans par la ligne médiane, en bas par la moitié droite du bord libre de la lèvre supérieure. La sensibilité à la piqûre est obtuse au niveau du rebord alvéolaire et de la moitié droite de la voûte palatine osseuse, mais elle est intacte au niveau du voile du palais. Tout phénomène douloureux spontané a disparu. Il se produit seulement de temps à autre quelques petits élancements surtout marqués au niveau de l'aile du nez et de la commissure labiale. Enfin la mastication est toujours impossible du côté droit. Sans doute, elle n'est plus douloureuse, mais la malade l'évite parce qu'elle éprouve au contact des aliments une sensation mal définie qui lui fait toujours redouter le retour de ses douleurs ; quant aux mouvements de la mâchoire, leur intégrité est absolue.

Depuis, la guérison s'est maintenue, Mme X... a repris toute son activité et son état général est, on peut le dire, parfait. L'examen local auquel je procède le 4 octobre révèle les particularités suivantes : l'aspect des régions opérées est très satisfaisant et les cicatrices sont à peine visibles. La consolidation de l'arcade zygomato-malaire est parfaite. La moitié droite de la face est peut-être un peu lisse, un peu moins ridée que l'autre ; sous l'influence des changements de température, sa vascularisation s'exagère un peu, mais on peut dire qu'il n'existe aucun trouble trophique. La piqûre est partout perçue et les zones de téguments anesthésiées, après l'opération, sont devenues le siège d'une légère hyperesthésie. Le contact d'une pointe d'aiguille ne provoque pas de douleur à proprement parler, mais une sensation désagréable, plus vive que celle perçue du côté opposé. Cette hyperesthésie légère se retrouve au niveau de la face interne de la joue droite et sur le rebord alvéolaire correspondant qui est d'ailleurs dépourvu de dents. Le sens de l'odorat est perdu à droite, mais la sensibilité de la muqueuse au chatouillement est revenue et parfois elle est le siège d'une hypersécrétion assez abondante. A certains moments, la conjonctive se vascularise un peu, mais le larmoiement comme l'hypersécrétion salivaire ne se reproduisent plus. Les irradiations douloureuses du dentaire inférieur ont cessé depuis l'opération et si parfois quelques élancements pénibles se produisent encore, c'est sur le trajet du nerf sous-occipital.

L'examen histologique du nerf sous-orbitaire arraché lors de la première opération n'a pas été fait. Quant au segment nerveux réséqué dans la dernière opération, son écrasement par la pince n'a pas permis à M. Brissaud de voir s'il était, oui ou non, altéré dans sa structure.

Obs. II. — *Névralgie très ancienne du nerf maxillaire supérieur droit avec irradiations douloureuses vers le sus-orbitaire. Résection du nerf maxillaire supérieur et du ganglion sphéno-palatin par la voie temporale, résection simultanée du nerf sus-orbitaire et du filet ethmoïdal du rameau nasal de la branche ophtalmique de Willis. Disparition immédiate des souffrances.*

Ce deuxième opéré est un homme de 60 ans. Mon ami M. Gilles de la Tourette, me l'a adressé au mois d'août dernier, et voici les notes qu'il a eu l'amabilité de me remettre après examen très attentif de notre malade.

M. Pey..., âgé de soixante ans, taille moyenne, constitution d'apparence robuste, vient consulter au mois d'août 1889, à l'hospice de la Salpêtrière, clinique de M. le professeur Charcot ; les renseignements qu'il donne sur ses antécédents héréditaires sont peu précis, car il a quitté la France à seize ans et demi pour l'Amérique, qu'il a habitée jusqu'à ce jour. Trois de ses oncles ont été *paralysés*, de même son père, mais il ne peut donner aucune indication sur ces paralysies. À 11 ans, habitant alors le midi de la France, il fut atteint pendant deux mois d'une fièvre intermittente traitée et guérie sans récidive par le sulfate de quinine. Après avoir voyagé, il se rend en 1852 en Californie, pour chercher de l'or. Quelque temps après son arrivée, il aurait été atteint d'une affection fébrile, avec un gonflement du genou droit, ressemblant par certains côtés à un rhumatisme infectieux. Le cœur est resté sain ; pas de syphilis, pas d'alcoolisme.

De 1852 à 1865, il travaille sans trêve à la mine, prenant à peine de temps en temps quelques heures de repos. Il vit dans une tranchée profonde souterraine ou à ciel ouvert, le plus souvent avec de l'eau jusqu'au genoux. Quand il sort de la tranchée mal aérée où règne une chaleur humide insupportable, il va laver ses quartz aurifères, ou il lave directement ses sables, il est de plus soumis tous les jours aux vapeurs de mercure se dégageant de l'amalgame qu'il prépare pour extraire l'or. En 1865, il ressent les premières atteintes de l'affection pour laquelle il vient consulter. C'est une sensation désagréable d'agacement dans les dents de la mâchoire supérieure et inférieure du côté droit. Cette sensation s'exagère singulièrement lors de la mastication, il se fait alors extraire une dent, qui une fois enlevée est reconnue saine.

À la fin de l'année 1865, les douleurs, de sourdes qu'elles étaient prennent un caractère d'acuité extrême. Un jour, subitement, il ressent dans la moitié droite de la face un élancement douloureux si violent, que pendant cinq à dix minutes il s'enfuit en poussant des cris tels que ses camarades le croient fou. Ces accès douloureux reviennent alors à intervalles variables, et sauf l'agacement qui persiste constamment dans les dents, il y a des périodes de calme durant lesquelles le malade se croit guéri. Mais en 1867, les accès reviennent de plus en plus violents et fréquents. Toute la moitié droite de la face est envahie. La douleur aiguë comparée à des coups de stylet, à des brûlures au fer rouge, siège plus particulièrement au-dessus et au-dessous de l'œil droit, qui au moment des accès est injecté et pleure chaque jour, ces accès reviennent à 3 ou 4 reprises différentes sous l'influence du vent, d'un refroidissement, toujours lors de la mastication, au point que le malade est forcé de se nourrir presque exclusivement avec des aliments liquides. La situation devient intolérable, le sommeil a disparu, car les accès se montrent aussi bien la nuit que le jour, et alors commence une série de courses, et de consultations à travers les placers et les diverses villes d'Amérique. Une foule de remèdes sont absorbés sans notable amélioration, il se décide alors à quitter la mine et se fait éleveur dans la Sonora, qu'il a toujours habitée jusqu'à ce jour.

En résumé, depuis vingt ans au moins, les douleurs ont un degré d'acuité égal a celui qu'elles présentent aujourd'hui. Elles surviennent 3 ou 4 fois par jour, sous forme de crise que nous pouvons décrire de visu ainsi qu'il suit :

Subitement, sous une influence quelconque, froid, mastication, réponse à un interrogatoire, le malade qui semblait tranquille porte brusquement sur la partie droite du visage, au-dessus et au-dessous de l'œil, ou au niveau du menton, la main armée d'un mouchoir qu'elle ne quitte jamais. A l'aide de ce mouchoir, il comprime avec so n la partie douloureuse, il trépigne sur place, pousse des cris sourds inarticulés, la face s'injecte du côté droit, l'œil droit rougit et pleure. Il se produit en même temps des secousses rapides dans les muscles de la face du côté droit. L'accès se termine généralement au bout de 2 à 5 minutes ; quelquefois il y a des accès subintrants qui prolongent l'accès. Les secousses que nous notons dans les muscles de la face existeraient depuis dix ans au moins. Le malade a une variété infinie d'expressions pour exprimer ses sensations douloureuses : ce sont des déchirements, des brûlures, des coups de couteau, des broiements, des trous de vrille, etc. Il est difficile de déterminer exactement, en dehors des accès, le siège précis des points douloureux. Pendant l'accès, on peut dire que toute la moitié droite de la face est prise jusqu'au niveau de la région postérieure de la tête. En dehors des accès, la pression, douloureuse partout est plus spécialement ressentie au niveau des points d'émergence des filets du trijumeau, point frontal, nasal, sousorbitaire, mentonnier, etc., l'exploration, la recherche de ces points détermine infailliblement, avons nous dit, ces accès. Pendant une certaine période, il aurait existé, il y a quelques années, des douleurs très vives dans l'oreille, continues et sous forme d'accès.

Si la pression profonde est douloureusement ressentie, il n'en est pas de même des piqûres superficielles, il existe nettement dans toute la moitié droite de la face, muqueuse de la narine droite y comprise, une anesthésie superficielle, qui, sans être absolue, est néanmoins très nette, surtout si l'on compare la sensibilité des deux côtés. Les sens spéciaux : goût, ouïe, odorat, semblent normaux à droite, notons une conjonctive permanente de l'œil droit, le réflexe pupillaire est normal, de même pour les réflexes rotuliens.

Mictions normales, l'urine ne contient ni albumine, ni sucre et ne s'éloigne de la composition normale que par la présence de quelques cristaux d'oxalate de chaux. Le taux du l'urée est de 24 gr. 340 par litre. Cœur et poumons sains, foie et rate non hypertrophiés. Amaigrissement marqué. »

De pareilles souffrances ne laissent aucun doute sur la nécessité d'une intervention. M. P. la réclame du reste avec insistance ; il entre chez les frères St-Jean-de-Dieu, et le 1er août avec l'assistance de MM. Gilles de la Tourette, Launois et Walther. Je pratique successivement : 1o la résection du nerf sus-orbitaire, avec l'ablation d'un petit lipome qui siège au-dessus de la moitié externe du sourcil ; 2o la section du filet ethmoïdal du rameau nasal de la branche ophtalmique de Willis ; 3o la résection du nerf maxillaire et du ganglion de Meckel, dans la fente ptérygo-maxillaire par voie temporale ; 4o l'arrachement du nerf sous-orbitaire. La totalité de l'intervention dure une heure. Au début de la chloroformisation, une crise très douloureuse est provoquée par la toilette de la joue. Aucun autre incident à noter,

Les quatre plaies sont soigneusement abstergées avec une éponge imprégnée de sublimé, puis suturées au fil d'argent et comprimées par un pansement approprié. Les crises douloureuses cessent aussitôt après l'opération, sans qu'il y ait eu la moindre élévation thermique. Je fais un premier pansement et j'enlève tous les fils le 4 août. Partout la réunion est parfaite et je fais un deuxième et dernier pansement qui reste en place 5 jours. Au bout de ce temps M. P. vraiment transformé par la cessation de ses souffrances, quitte la maison de santé pour aller passer quelques semaines dans le midi de la France, son opération date maintenant de deux mois, et je sais que la guérison se maintient.

Chez ce deuxième malade, les résultats de la triple névrectomie ont été absolument identiques à ceux qui ont été relatés dans l'observation I. Les voici résumés : cessation immédiate des souffrances, anesthésie complète à la piqûre de la tête du sourcil, de la joue, de la moitié du nez et de la moitié de la lèvre supérieure ; possibilité d'introduire une barbe de plume dans la narine sans éveiller la moindre sensation de chatouillement ; anesthésie notable, mais incomplète, du rebord alvéolaire et de la voûte palatine : conservation de la sensibilité du voile du palais ; absence complète de gêne dans les mouvements de la mâchoire, le quinzième jour après l'intervention ; disparition spontanée des irradiations douloureuses observées sur le trajet du nerf maxillaire inférieur. Chez M. P..., comme chez Mme X..., les seules traces de l'ancienne affection qui aient persisté après l'intervention sont la production très passagère de légers élancements ves les limites inférieures des zones anesthésiées (rebord alvéolaire. aile du nez, commissure labiale).

·Le nerf sous-orbitaire arraché et le tronçon réséqué dans la fente ptérygo-maxillaire ont été examinés par M. Gilles de la Tourette. Ils ne présentaient aucune lésion anatomique.

Obs. III. — *Névralgie du nerf maxillaire supérieur gauche datant de quatre ans. Résection du nerf sus-orbitaire, section du filet ethmoïdal, résection du nerf maxillaire supérieur et du ganglion de Meckel dans la fente ptérygo-maxillaire. Cessation immédiate des souffrances.*

Caroline B..., 65 ans, ménagère, entrée à l'hôpital de la Charité, le 7 septembre 1889, n° 19, salle Gosselin. Cette malade m'a été adressée par mon ami, M. Gilles de la Tourette, et voici les notes qu'il a bien voulu prendre sur la marche et les caractères de la maladie.

La malade n'a pas d'antécédents très utiles à relever ; son père est mort de pleurésie. Notons cependant que sa mère était strabique de naissance et qu'elle est morte après sept ans d'hémiplégie. Il n'y a dans la famille ni goutteux, ni rhumatisants. Réglée à quatorze ans, elle a eu trois enfants qui sont encore bien portants. La ménopause est survenue à 47 ans. Pas de syphilis, pas d'alcoolisme, pas de paludisme. A l'âge de 34 ans, fluxion de poitrine à la suite d'une couche, la malade s'en est parfaitement rétablie. Vers l'âge de 40 ans, elle a habité pendant quelque temps un logement un peu humide.

Il y a trois ou quatre ans, vers 1885, sont apparues des sensations d'agacement dans les dents de la moitié du maxillaire supérieur. Ces sensations devenant plus douloureuses; la malade s'est fait arracher trois dents, dont la canine. Aucun soulagement ne suivit ces opérations. A cette époque, la douleur n'était pas continue, en ce sens qu'il y avait des intervalles de six mois où les phénomènes douloureux étaient absents. Mais depuis le mois de janvier 1889, la maladie a pris le type continu à accès revêtant, dès cette époque, le caractère qu'ils présentent aujourd'hui.

La malade, femme robuste, assez bien conservée, présente une physionomie assez particulière. La face semble asymétrique dans ses deux moitiés. On remarque, en effet, qu'à gauche les divers sillons ou saillies sont beaucoup moins accentués qu'à droite, particulièrement dans la région de la joue; le menton et le front paraissent sensiblement égaux comme aspect des deux côtés. Le sillon naso-labial gauche est beaucoup moins profond qu'à droite, la joue gauche semble tombante, elle fait une saillie moindre qu'à droite, elle est lisse et plate. L'œil semble un peu plus ouvert : néanmoins, l'orbiculaire palpébral gauche fonctionne parfaitement. La commissure abiale gauche est un peu tirée en haut et à gauche sans être entr'ouverte. Des deux côtés de la face, la sensibilité à la piqûre est normale. Il n'y a, du reste, pas de trouble de sensibilité en aucun endroit du corps, y compris les muqueuses oculaires, nasale et buccale. Le goût, l'ouïe, l'odorat, sont conservés et semblables des deux côtés. La pression est douloureuse au niveau de l'émergence des nerfs sus-orbitaire, sous-orbitaire, et sur toute la muqueuse gingivale gauche. Pas de point mentonnier.

Tous les quarts d'heure, toutes les demi-heure au plus, le jour et la nuit surviennent des accès d'intensité variable présentant les caractères suivants : Tout à coup, spontanément, ou sous l'influence du parler, du boire, d'une marche un peu rapide contre le vent, surviennent des élancements extrêmement pénibles partant des points douloureux que nous avons signalés, et s'irradiant ensuite dans toute la partie correspondante de la face. L'œil s'injecte alors légèrement, et pleure, à la fin ou au milieu de la crise, la commissure gauche est remontée, tirée insensiblement par en haut, la joue se durcit, se plisse, entre en contracture. Au bout d'un temps variable de quelques secondes à dix minutes au plus, les douleurs cessent. La malade compare ces douleurs à des fourmillements douloureux, à des morsures, à des coups d'aiguille, de poignard, etc. Le calme revient presque absolu, si ce n'est la douleur provoquée et non spontanée au niveau des points indiqués.

Les crises douloureuses mettent obstacle au sommeil, elles entravent la nutrition, qui néanmoins est encore bonne. La narine du côté malade est toujours plus sèche que l'autre. La langue et le voile du palais n'offrent aucune déviation. Les organes thoraciques et abdominaux semblent sains. L'urine ne contient ni sucre, ni albumine, et le taux de l'urée est normal. Notons enfin que tous les troubles isolés du côté de l'œil (exophthalmie légère, ptosis, amaurose et strabisme) datent de la naissance, sans avoir jamais présenté la moindre aggravation, l'examen ophtalmoscopique révèle l'existence d'une chorio-rétinite chronique très ancienne, avec tache pigmentaire près de la papille.

Bien que cette malade ait été soumise depuis deux ans à un certain nombre de traitements médicaux, on ne pouvait considérer toutes les ressources de la thérapeutique interne comme épuisées. Néanmoins, l'intensité des douleurs, le désespoir de la patiente, l'origine périphérique vraisemblable de la névralgie, l'absence tout au moins apparente de lésions centrales actuelles, et l'espérance de trouver dans la précocité d'une intervention des gages sérieux de guérison durable me font proposer l'opération. Celle-ci est acceptée et, le 2 octobre, avec l'assistance de mon ami, M. Walther, chef de clinique, et des internes du service, je pratique la résection du nerf sus-orbitaire, la section du filet ethmoïdal, du rameau nasal de la branche ophtalmique de Willis, la résection du nerf maxillaire supérieur, et de son ganglion dans la fente ptérygo-maxillaire, avec arrachement de la totalité du nerf sous-orbitaire. Je n'insiste pas sur le manuel opératoire, exactement semblable à celui que j'ai suivi dans les deux précédentes observations.

Quant aux résultats opératoires et thérapeutiques immédiats, ils sont de même la répétition de ce qui s'est passé dans les deux autres cas, ablation des fils le cinquième jour.

Réunion parfaite et intégrale. Cessation des souffrances le jour même de l'intervention. Dès le quinzième jour, liberté complète des mouvements de mastication, les seules traces de l'ancienne affection qui semblent persister sont ici, comme chez les deux autres opérés, quelques rares élancements vers les limites inférieures des zones anesthésiées « rebord alvéolaire, aile du nez, commissure labiale ». Ces zones d'anesthésies sont d'ailleurs calquées sur celles qui ont été notées dans nos deux premières observations. A ce propos, je crois bon d'insister sur ce fait que la sensibilité du voile du palais est restée absolument intacte chez mes trois opérés, il y a là une confirmation de l'opinion de Ferrier (1). On sait en effet que, d'après lui, le voile du palais ne reçoit aucune fibre du trijumeau et que sa sensibilité ne saurait en conséquence être modifiée par la section du nerf maxillaire supérieur ou la destruction de son ganglion. Comme dernier renseignement, je dois noter l'intégrité absolue du tronçon de nerf arraché par le trou sous-orbitaire. L'examen histologique pratiqué par M. Gilles de la Tourette ne laisse aucun doute à cet égard. ·

Cette troisième observation est sans doute trop récente pour être invoquée dans l'appréciation des résultats thérapeutiques de l'intervention, et bien que la précocité de la résection nerveuse nous donne le droit de compter sur une guérison durable, je ne veux point préjuger de l'avenir. Mais tel qu'il est, ce dernier fait me semble néanmoins digne d'attention, car il vient démontrer une fois de plus la bénignité de l'opération et la netteté de ses résultats thérapeutiques immédiats.

(1) FERRIER. Communication à la *Société odontalgique de Londres*, juin 1889. An. in *Semaine médicale*, 1889, p. 211.

Nerf dentaire inférieur et lingual

On .peut sectionner et réséquer le nerf dentaire inférieur sur plusieurs points et par plusieurs procédés.

1° Section et résection au niveau du trou mentonnier.

2° Section et résection dans le canal dentaire.

3° Section avant son entrée dans le canal entre le trou ovale et l'orifice supérieur du canal dentaire.

I. SECTION ET RÉSECTION DU NERF DENTAIRE INFÉRIEUR AU NIVEAU DU TROU MENTONNIER

Je pourrais répéter ici ce que j'ai dit à propos de la résection du nerf sous-orbitaire à la sortie du trou du même nom, c'est une opération qui seule trouve rarement son indication :

Opération. — 1° Glisser verticalement dans le sillon gingivolabial, au niveau de la première petite molaire, une sonde cannelée dont l'extrémité s'arrête au fond du sillon.

2° Incliner en dedans le pavillon de la sonde de façon à faire saillir légèrement la pointe qui est sentie très facilement à travers la lèvre et marque ainsi le niveau du sillon gingivo-labial.

3° Faire au-dessous du bec de la sonde sentie ainsi à travers la lèvre une incision de 2 cent. 1/2 à 3 cent.

4° Inciser d'un seul coup, tous les tissus jusqu'à l'os.

5° Abaisser fortement la lèvre inférieure de l'incision en décollant tous les tissus sauf le périoste, on arrive très facilement sur le nerf qui est lié, puis sectionné dans le trou lui-même. Le bout périphérique, attiré hors de la plaie, on réséque les filets aussi loin que possible.

Je ne parle pas de la section du nerf mentonnier par le procédé sous-cutanée qui ne présente aucun intérêt, ni de la section par la bouche qui n'a aucun avantage sur le procédé ordinaire que je viens de décrire.

I. SECTION ET RÉSECTION DANS LE CANAL DENTAIRE

Ce procédé comme le précédent est rarement indiqué dans le traitement des névralgies de la branche maxillaire inférieure. En réséquant le nerf dans son canal on laisse intactes les principales branches qui naissent du tronc du dentaire inférieur, c'est-à-dire, temporale profonde moyenne, massétérine, buccale, la branche du ptérygoïdien interne, l'auriculo-temporal.

Roux trépanait l'os au-dessous de la dernière grosse molaire ; Beau à deux centimètres en dehors du trou mentonnier.

Gross, trépanait l'os sur toute l'étendue du canal dentaire, et détruisait le nerf sur toute sa longueur.

OBSERVATION. — *Névralgie du nerf dentaire inférieur datant de deux ans. Résection par le procédé de M. BEAU. Bull. thérap., 1858.*

Une femme de quarante-trois ans entre à la clinique de M. Sédillot pour y subir une opération qui mît un terme à son état. Elle souffrait depuis près de deux ans, d'une névralgie dont le point de départ semble avoir eu pour siège le nerf dentaire inférieur, mais les douleurs se sont étendues successivement à tout le côté gauche de la joue, de la tempe et du front, et sont devenues d'une si grande fréquence qu'elles se répétent par accès dont les intervalles laissent à peine quelques minutes de repos. A chaque accès, les muscles du côté gauche de la face se contractent, la figure se grippe, la tête est penchée en avant, immobile, soutenue par les deux mains. Cette malheureuse femme s'était fait arracher toutes les dents de la moitié gauche du maxillaire, sans aucun avantage. Tout l'arsenal des calmants et des narcotiques avait été épuisé sans succès.

Le 23 juin, la malade, décidée à l'opération que lui avait proposée M. Sédillot, est conduite à l'amphithéâtre, où elle est chloroformisée jusqu'à résolution musculaire la plus complète. M. Sédillot, en présence de plusieurs médecins, pratique une incision à légère convexité inférieure le long du bord cervical du maxillaire, depuis la dent canine jusqu'au bord antérieur du masséter. Toutes les parties molles sont divisées jusqu'à l'os et relevées sous forme de lambeau au-dessus du trou mentonnier, dont on voit émerger les filets très nombreux et très volumineux du nerf dentaire. Une couronne de trépan à main est immédiatement appliquée à trois centimètres environ plus en arrière. La virole osseuse enlevée avait au moins six millimètres d'épaisseur ; on découvre, en rompant quelques lamelles osseuses, le nerf dentaire, dont M. Sédillot opère la section à l'angle postérieur de la plaie osseuse. Le faisceau nerveux mentonnier est séparé du tissu cellulaire environnant et coupé à deux centimètres du point d'émergence. L'opérateur saisit alors avec des pinces les deux extrémités du nerf (l'une dans l'ouverture faite par le trépan, l'autre en avant du trou mentonnier), les ébranle pour les détacher et les rendre mobiles, et, abandonnant le trou postérieur, retire, par traction, de la portion antérieure du canal dentaire, une longueur de quatre centimètres du nerf, qui forme un cordon arrondi, résistant, d'un blanc un peu opalin, sans injection sanguine, et d'un volume assez fort. On place une petite mèche de charpie dans la plaie, sur laquelle on laisse retomber spontanément le lambeau.

Pendant les deux premiers jours qui suivirent l'opération, la malade n'accusa pas un grand soulagement, ce qui ne fut pas jugé d'un mauvais augure par M. Sédillot. qui avait prévu et annoncé ce résultat, en se fondant sur l'exaspération momentanée des douleurs produites par l'excision elle-même. Dès le troisième jour, les crises étaient moins fréquentes et les douleurs plus sourdes.

Les jours suivants, amélioration progressive, sommeil calme et réparateur. Le huitième jour, la malade, qui avait gardé un silence obstiné et refusé de répondre autrement que par monosyllabes, annonce avec satisfaction qu'elle ne souffre plus, et remue librement les mâchoires ; elle accuse de l'appétit.

La plaie s'est fermée le sixième jour, sans exfoliation. La malade avait repris, à cette époque, un peu d'embonpoint, de l'activité et une expression de contentement ; la petite cicatrice, cachée sous le rebord osseux du maxillaire, était à peine visible.

Cette première épreuve du procédé de M. Beau a été des plus remarquables par la rapidité de la guérison, et elle en montre à la fois la sûreté et la simplicité. (*Gaz. des hôpitaux*, septembre 1853.)

III. SECTION ET RÉSECTION DU DENTAIRE INFÉRIEUR AVANT SON ENTRÉE DANS LE CANAL DENTAIRE

Procédé de Horsley — 1° Faire une incision parallèle au bord supérieur de l'arcade zygomatique s'arrêtant en arrière à un centim. en avant de l'oreille. Partant de ce point faire une seconde incision verticale et parallèle au bord postérieur de la mâchoire, le prolonger jusqu'au niveau de l'angle de la mâchoire où elle sera dirigée alors directement en avant, parallèlement au bord inférieur de la branche horizontale sans dépasser le bord antérieur du masséter.

2° Disséquer le lambeau (qui ne doit comprendre que la peau) jusqu'au bord antérieur du masséter, puis le renverser en avant, on doit voir à ce moment le bord antérieur de la parotide et le canal de Sténon.

3° Libérer avec une sonde cannelée le bord supérieur du prolongement parotidien jusqu'au moment où la glande se laissera écarter suffisamment pour que l'on puisse bien voir le muscle masséter.

4° Sentir avec le doigt à travers les fibres de ce muscle l'échancrure sygmoïde.

5° Inciser le masséter transversalement au-dessous de cette échancrure.

6° Avec la rugine détacher le muscle de la branche verticale du maxillaire dans une étendue d'au moins 2 centimètres. Relever en haut la partie supérieure du muscle pour bien voir l'échancrure.

7° Faire avec une vrille une série de trous allant de l'échancrure à 1 cent. 1/2 au-dessous d'elle (c'est à ce niveau que le nerf entre ordinairement dans le canal dentaire).

Ces trous sont ensuite réunis soit avec un ciseau, soit avec une pince gouge, ou avec une tréphine (Rose).

On arrive ainsi à faire dans la branche montante du maxillaire une encoche en forme d'U qui prolonge en bas dans un étendue de 1 cent. 1/2, l'échancrure sygmoïde.

8° Si l'encoche creusée arrive bien juste au-dessus de l'orifice du canal dentaire, on trouve aisément le nerf, si on ne le trouve pas de suite c'est qu'il est caché sous le bord postérieur de l'encoche et il faut le chercher doucement en écartant le tissu graisseux qui peut gêner dans sa recherche.

9° Lier le nerf avec un fil de soie, le sectionner au-dessous de la ligature, puis l'isoler et le suivre au-dessous du muscle ptérygoïdien externe aussi haut que possible (environ à 1 centimètre du trou ovale), sectionner alors une seconde fois le nerf à ce niveau avec des ciseaux courbes.

10° Toilette soignée de la plaie, tube à drainage, sutures.

Ce procédé permet de sectionner et de réséquer le nerf lingual aussi loin que le dentaire inférieur, aussi, je crois qu'il est inutile de décrire séparément la section du lingual à sa partie supérieure, je rappellerai seulement qu'il est situé en avant du dentaire inférieur mais sur un plan un peu plus profond.

Observation inédite. — M. le Dr Quénu. — *Névralgie du trijumeau. Tic douloureux de la face.* (Observation recueillie par M. Bernarberg, interne du service).

Che..., Honoré, âgé de 55 ans, jardinier. Hôpital Cochin, salle Bichat, n° 8. Le malade présente peu de chose comme antécédents. Il y a quinze ans, a été soigné à St-Louis pour un eczéma de la lèvre supérieure.

Il y a cinq ans, il a vu survenir un écoulement purulent de l'oreille droite. Cet écoulement n'était pas accompagné de douleurs d'oreille. Quelques jours après son apparition, surdité du côté malade. Au bout d'un an, l'écoulement purulent avait disparu, mais la surdité a persisté.

En mars 1890, il éprouva tout d'un coup une douleur névralgique dans la région du menton et de la joue droite. Cette crise dura environ une heure. Le malade repose bien pendant la nuit et le lendemain peut vaquer à ses travaux. Deux jours après, nouvelle crise analogue à la première.

Depuis ce moment, les crises reviennent à intervalles de 8 à 10 jours, et chaque fois plus fréquentes, car le malade était arrivé à avoir jusqu'à 10 à 12 crises douloureuses par jour.

La douleur se faisait sentir au niveau du menton, s'irradiait à la joue et à l'orbite.

Au moment de la crise, le malade ne pouvait ni parler, ni manger, la salive s'écoulait abondamment de sa bouche.

Un médecin qu'il consulta au début de ces accidents douloureux crut à une névralgie d'origine dentaire. Les dents de la mâchoire inférieure du côté malade furent arrachées successivement sans qu'apparût la moindre amélioration.

En septembre 1891, les crises étaient devenues de plus en plus fréquentes. Le malade souffrait atrocement et n'ayant plus le repos, vient consulter M. le Dr Dujardin-Beaumetz. Des pilules d'aconitine, des injections de morphine lui furent prescrites. On mit à contribution toutes les ressources de la thérapeutique, rien ne put le soulager.

M. Dujardin-Beaumetz adresse le malade à M. Quénu.

1er novembre 1891. Les douleurs étant plus particulièrement accusées sur la joue et sur la muqueuse buccale du côté droit, M. Quénu pratique la *section du nerf buccal.*

A la suite de cette opération, le malade passe quinze jours sans éprouver de douleurs. Il se croyait guéri, se disposait à quitter l'hôpital lorsqu'il est pris de douleurs sourdes dans le menton et la joue droite. Ces douleurs n'étaient pas aussi pénibles qu'avant l'opération, mais elles ne laissèrent pas d'effrayer le malade, qui y vit le début de nouvelles souffrances. Les jours suivants, en effet, les douleurs reviennent et chaque jour avec plus d'intensité. Cependant, le malade avoue lui-même que ces crises ont été moins fréquentes et moins douloureuses que celles qu'il avait avant la *section du buccal.*

Février. Actuellement on constate que les crises se répètent plusieurs fois par jour. Au moment où l'accès se produit, on voit la face grimaçante, les larmes s'écouler. Les mouvements de la langue, la mastication sont difficiles et très douloureux, la salive est sécrétée abondamment, le malade porte sa main sur sa joue malade. Les muscles de la face du côté atteint sont animés de mouvements convulsifs. L'accès se reproduit sous l'influence des causes les plus légères, parole, mastication, contact des aliments sur la muqueuse buccale, attouchement sur la joue ou le menton. La sensibilité tactile est conservée dans toute la zone malade.

Opération, le 18 février. — Incision longeant l'arcade zygomatique jusqu'à un centimètre du tragus, longeant en bas la branche horizontale du maxillaire supérieur et ne dépassant pas en avant l'artère faciale. Réunion des deux extrémités antérieures de ces incisions horizontales par une incision verticale. On obtient ainsi un rectangle cutané qu'on dissèque d'arrière en avant. Après avoir fait l'hémostase de quelques branches artérielles peu importantes, on voit nettement la parotide. Avec la sonde cannelée, on libère le bord supérieur du prolongement parotidien et on le maintient avec les pinces de Kocher. Les fibres du masséter sont ainsi mises à découvert. On les sectionne transversalement jusqu'à ce qu'on atteigne la branche montante du maxillaire inférieur. Avec la rugine, on découvre la surface sygmoïdienne du maxillaire. On fait cinq trous sur les bords du rectangle osseux mis à découvert. On les réunit en coupant les portions d'os avec les ciseaux de Farabeuf, c'est là le moment le plus difficile de l'opération. En ce moment, il s'est produit une fissure du col du condyle. L'échancrure sygmoïde se trouve agrandie de deux centimètres. On aperçoit, dans la profondeur de l'orifice qu'on a créé, du tissu cellulo-graisseux. Le nerf dentaire apparaît passant obliquement de bas en haut pour se rendre au trou ovale. L'artère dentaire inférieure a dû être lésée, car au fond de l'orifice on a une quantité assez abondante de sang qu'on dut éponger pour bien apercevoir le nerf. Avec l'aiguille de Cooper, on jette un fil sur le nerf, et après ligature, un aide exerce une traction sur les fils, tandis que l'index gauche de l'opérateur, enfoncé aussi haut que possible vers le trou ovale, sert de guide à des ciseaux courbes qui vont sectionner le nerf aussi près que possible de la base du crâne. On fait de nouveau l'hémostase. On remet la parotide en place. On pratique la suture de la peau. On laisse un drain à demeure.

18 février. Après l'opération, le malade a beaucoup souffert pendant deux heures, il n'a pas eu de crises névralgiques, la nuit a été assez calme.

Le 19. Pas de crises. Léger œdème de la face du côté malade, *salivation*, écoulement de larmes, sensation de brûlure sur la conjonctive.

Le 20. Le matin, il éprouve quelques douleurs lancinantes, passagères, partant du menton pour gagner l'arcade zygomatique. Mais ces douleurs, qui ont duré quelques secondes, n'ont pas reparu. On défait le pansement. On constate de l'œdème de la face, la peau est chaude, luisante, violacée sur tout le trajet du lambeau, il y a de l'œdème de la paupière supérieure. On enlève trois points de suture à la partie inférieure de la plaie et on crée une ouverture par laquelle on fait sortir un liquide sanguinolent. On met en ce point un petit drain à demeure. Pansement humide, le malade se trouve très soulagé.

Du 20 au 26. État excellent, pas de crises, le malade parle et mange sans difficulté. La joue est moins rouge, la quantité de liquide sanguinolent qui sort par le drain moins abondante, l'œil continue à pleurer.

Du 27 au 29. Rougeur et œdème de la face disparus, par le drain sort une très faible quantité de liquide rougeâtre. Le malade mange et parle de plus en plus facilement. Il accuse le plus grand bien-être.

Du 1er au 3 mars. La température est normale et le malade continue à jouir d'un état local et général excellent.

Le nerf a été traité immédiatement après son ablation par l'acide osmique, puis dissocié par M. Quénu. Il ne présentait pas la moindre lésion.

Le malade est opéré depuis seulement 5 mois, la maladie n'a pas récidivé.

Procédé de Michel de Nancy. — Michel de Nancy a le premier proposé de sectionner le dentaire inférieur par la bouche, j'emprunte la description de son procédé au mémoire très intéressant de M. Terrillon (*Bull. Thérapeutique*, 1876).

Premier temps. — Il consiste dans l'application d'un bâillon latéral placé du côté opposé à l'opération, et l'emploi d'un écarteur simple du côté malade, destiné à écarter la joue et à donner du jour. Le malade peut être anesthésié.

Deuxième temps. — On pratique alors au fond de la bouche une incision de la muqueuse qui recouvre le bord antérieur du tendon du muscle temporal. Cette incision doit être un peu plus interne que le bord saillant de l'apophyse coronoïde.

Elle doit s'étendre de la dernière molaire supérieure à la dernière molaire inférieure, et aller directement jusque sur le tendon du crotaphite. Elle donne peu de sang.

Troisième temps. — Le bout de l'index gauche remplace alors le bistouri et va s'engager directement entre le ptérygoïdien interne qui est en dedans et l'apophyse coronoïde recouverte du temporal qui est en dehors. On enfonce petit à petit le doigt, en le portant en haut, et bientôt on sent l'épine de Spix. Si cette dernière est peu accusée, il faut dénuder avec la sonde cannelée pour la rendre plus appréciable.

Quatrième temps. — Ce dernier temps consiste à couper le nerf. Or il est certainement le plus délicat et le plus difficile.

Si on veut simplement sectionner le nerf, on peut le saisir au moyen d'un crochet, introduit de la main droite et qu'on glisse le long de la face palmaire de l'index gauche jusqu'au niveau de l'épine de Spix.

Le nerf étant fixé par le crochet, il est facile de le tirer légèrement et de le couper. L'artère dentaire sectionnée en même temps donne un petit jet de sang, mais l'hémorrhagie s'arrête bientôt.

Ce procédé de section n'est pas aussi facile qu'on le croit, même sur le cadavre, et à plus forte raison sur le vivant. La profondeur de la plaie, le sang qui suinte toujours un peu, empêchent de voir et de saisir le cordon.

Aussi je crois qu'il est aussi bon, dans certains cas, de se contenter de glisser à la place du crochet un petit bistouri boutonné et de couper, sur la face interne du maxillaire, le nerf et l'artère.

Si on veut faire la résection d'une partie du nerf, on pourra employer le crochet mince de Menzel, qui ressemble à un petit lithotriteur et permet de saisir le nerf et de l'attirer à une certaine distance. Menzel, en trois minutes extirpa 4 lignes du nerf dentaire à l'aide de son instrument.

Tel est le procédé ingénieux de Michel. Il a l'avantage de donner une plaie qui guérit rapidement et ne laisse aucune trace extérieure.

OBSERVATION. — *Névralgie du nerf dentaire inférieur droit, datant d'un an et demi. — Section du nerf avant son entrée dans le canal dentaire. — Guérison immédiate.* M. TERRILLON. *Bul. th.*, 1876.

Cette femme, âgée de 38 ans, est entrée dans la salle Sainte-Madeleine, n° 2, Saint-Antoine, le 25 juillet 1876.

Il y a dix-huit mois environ (janvier 1875), le matin, en se lavant le visage, elle éprouva, sans cause appréciable, une douleur obtuse dans la partie inférieure de la joue droite. Elle n'attacha, le premier jour, aucune importance à cette douleur, qui était supportable.

Le lendemain, elle éprouva de véritables crises névralgiques ; le moindre contact, souvent même le moindre mouvement, provoquait une douleur très vive partant de la partie droite de la commissure des lèvres et s'irradiant du côté de l'oreille. La malade compare cette douleur à un éclair rapide.

L'intensité de ces douleurs présentait quelques intermitttences. La malade fut soumise, pendant l'année 1875, à des médications anti-névralgiques très variées qui agirent peu, si ce n'est vers le mois de décembre 1875, elle eut alors quelques semaines de mieux.

Mais bientôt les douleurs redevinrent plus vives. Le moindre attouchement, l'action de parler, de porter un verre à. sa bouche, la mastication, amenaient des paroxymes douloureux qui s'irradiaient le long de la mâchoire inférieure, jusque profondément en avant de l'oreille.

La douleur ressemblait à une brûlure vive et passagère. Au moment des accès, qui duraient d'une à deux minutes, la sécrétion salivaire, du côté correspondant, était exagérée, ainsi que la sécrétion nasale.

La malade, accablée par ces douleurs, ne pouvant manger qu'avec de grandes appréhensions, s'amaigrissait de jour en jour, et vint demander le secours de la chirurgie, car elle avait épuisé tous les moyens médicaux usités en pareil cas, mais inutilement.

25 juillet. Le jour de son entrée et les jours suivants, on constate les symptômes fonctionnels que nous venons de décrire ; et voici les points principaux qu'il est bon d'ajouter :

Si on touche légèrement, par chatouillement surtout, la partie de la joue qui est située à un centimètre de la commissure, et dont l'étendue équivaut à une pièce de 2 francs, aussitôt la malade pousse un cri en se reculant vivement. Elle appuie sur la partie douloureuse pour calmer l'accès, et elle nous dit que la douleur persiste encore quelque temps dans la mâchoire et au-devant de l'oreille, profondémement.

La pression forte, faite d'emblée à ce niveau, ne provoque aucune douleur.

Les dents, du côté correspondant, sont ou paraissent saines ; elle n'en a jamais souffert.

Cependant, quand elle pratique la mastication de ce côté, ou qu'elle introduit de l'eau froide à ce niveau, elle éprouve souvent une douleur analogue, mais moins vive, qui s'irradie le long du maxillaire inférieur.

Si on recherche la cause de cette névralgie, on peut invoquer l'anémie de longue durée dont cette femme est atteinte, et qui n'a fait que s'exagérer à cause de la difficulté d'une alimentation régulière.

Elle travaille dans une fabrique de cirage, où elle fabrique les boîtes. Quoiqu'elle prétende ne jamais se servir de plomb, les gencives présentent un léger liséré qui semble indiquer l'emploi de cette substance ; cependant, elle n'a jamais eu d'accidents plombiques.

Palpitations, souffle cardiaque, souffle dans les vaisseaux du cou, pâleur des conjonctives, règles irrégulières et peu abondantes, tels sont les principaux symptômes généraux.

En présence de ce fait, il était utile de savoir nettement si nous avions affaire à une névralgie simple du nerf dentaire inférieur droit, d'origine périphérique.

La névralgie était bien d'origine périphérique, puisqu'il n'y avait jamais eu d'accidents cérébraux concomitants, et que la pression sur le nerf diminuait ou faisait disparaître la douleur.

On sait que ce dernier caractère est important pour différencier les névralgies d'origine périphérique, ou tenant à une affection du nerf lui-même, d'une névralgie d'origine centrale.

Toute l'étendue du nerf était atteinte, puisque non seulement le nerf mentonnier était l'origine des douleurs, mais aussi parce que le contact des aliments et de l'eau froide avec les dents provoquait des douleurs vives.

Enfin, la névralgie était bien localisée au dentaire inférieur, puisque les quelques symptômes éloignés, exagération de la salive et des sécrétions nasales, pouvaient s'expliquer facilement par des actes réflexes, à cause des connexions et anastomoses du nerf dentaire.

En présence de ces conclusions et de la persistance d'une affection qui menaçait les jours de la malade, je lui proposai de faire la section du dentaire inférieur par la bouche.

La malade n'hésita pas un instant, trop heureuse, disait-elle, qu'on pût lui faire espérer la guérison.

Opération. — Le 1er août, je pratiquai donc l'opération de Michel (de Nancy).

On sait que cette opération a pour but de couper le nerf dentaire à côté de l'épine de Spix, avant son entrée dans le trou dentaire du maxillaire inférieur.

La malade n'ayant pas voulu être endormie, je la plaçai sur une chaise devant une fenêtre et j'introduisis dans la bouche un bâillon double qui, abaissant la langue, me donnait suffisamment de place et de lumière.

Une incision verticale, allant de la molaire supérieure à la molaire inférieure, coupa la muqueuse et les couches sous-jacentes, jusqu'au bord antérieur du tendon du temporal.

Abandonnant alors le bistouri, je décollai avec le doigt et la sonde cannelée, de façon à pénétrer entre le ptérygoïdien interne et l'apophyse coronoïde recouverte du temporal.

Le second temps fut assez pénible, car l'espace était fort étroit, et malgré les écarteurs que j'avais placés de chaque côté des lèvres de l'incision, mon doigt était très serré.

Enfin, avec de la patience, je parvins à sentir l'épine de Spix à nu; j'étais donc sur le nerf, il s'agissait de le couper.

Mais la plaie était profonde, puisque toute la phalange unguéale et un peu de la seconde phalange de l'index pénétraient avant de sentir l'épine. Aussi était-il impossible, malgré l'emploi des éponges et de l'irrigation d'eau froide, de voir le fond de la plaie.

Je dus renoncer à prendre le nerf avec un crochet, et surtout à faire la résection, ainsi que le conseillent quelques auteurs.

Ayant donc le doigt sur l'épine, je cherchai avec un ténotome mousse à couper, sur la face interne du maxillaire, le nerf et l'artère.

Mais mon doigt était tellement serré que je dus, après plusieurs tentaives, renoncer à ce projet.

Pensant que l'écartement des mâchoires amenait la tension du muscle ptérygoïdien interne et resserrait beaucoup la plaie, j'enlevai le bâillon.

Introduisant alors le doigt, je sentis qu'il pénétrait plus facilement ; je pus glisser le ténotome et couper exactement sur la branche montante, au-dessus de l'épine, sans aller trop en arrière ou en dedans, de peur de comprendre le lingual dans la section. Au moment où je pratiquai cette manœuvre, la malade pousse un léger cri, et il sortit dans la bouche un petit flot de sang.

Le nerf était coupé, ce qui fut facile de constater en explorant sa sensibilité, et la malade elle-même se sentit soulagée, car l'attouchement de la joue ne la faisait plus souffrir.

Le lendemain de l'opération, on a pu constater avec soin que la sensibilité au toucher, à la température et à la douleur était abolie dans toute l'étendue de la région du menton qui s'étend à droite de la ligne médiane, jusqu'à une ligne verticale passant par la commissure du même côté.

Les jours suivants, la malade eut une fluxion très douloureuse qui envahit la partie de la joue située au niveau du siège de l'opération. Cet état dura trois ou quatre jours, pendant lesquels la mastication fut très difficile.

Puis la malade sortit de l'hôpital, presque guérie de son phlegmon, mais avant qu'on pût explorer de nouveau la sensibilité, ce qui avait été impossible pendant la période de l'inflammation de la joue.

Elle sortit de l'hôpital le 6 août.

Depuis sa sortie, j'avais eu des renseignements sur son état, qui est très bon ; mais, désirant la revoir après un temps assez long, je priai la malade de venir me voir à l'hôpital St-Antoine, où elle se rendit le 18 novembre.

Voici l'état dans lequel elle se trouvait, état qui fut constaté par tous les élèves du service, trois mois et demi après l'opération.

Ce qui nous frappa principalement à la vue de cette femme, ce fut l'apparence de santé prospère qu'elle présentait, et qui différait tellement de l'anémie profonde qu'elle offrait à son entrée dans le service.

N'ayant, depuis l'opération, ressenti aucune espèce de douleur, elle n'accusait qu'un léger prurit survenant parfois dans la partie de la joue qui correspond au nerf coupé, mais sans y attacher de l'importance.

Le chatouillement léger est un peu moins net au niveau de la partie anesthésiée après l'opération. Mais il est parfaitement senti quelque léger qu'il soit ; il lui semble seulement qu'il y a un linge mince interposé entre le doigt et la peau, quand elle compare la sensation à celle perçue du côté gauche.

Le contact du froid et de la chaleur donne également une sensation distincte, mais moins nette que de l'autre côté, comme si on mettait un corps intermédiaire peu épais.

Il en est de même de la piqûre avec une épingle, qui donne en outre une sensation étrange de fourmillement que la malade ne saurait définir.

La pression un peu ferme donne des résultats analogues.

Mais ce qu'il y a de remarquable, c'est que la partie où ces sensations sont ainsi perverties ne commence pas sur la ligne médiane, mais bien à un centimètre du côté droit. Elle a l'étendue d'une pièce de 2 francs.

Enfin, le centre de cette zone semble présenter ces troubles de sensibilité d'une façon plus accentuée que les parties périphériques.

Si on examine la langue, on constate aussi que la sensibilité et le goût sont un peu diminués du côté droit vers la pointe, mais sans que la malade en soit autrement gênée. Il est difficile de savoir si le nerf lingual a été atteint par l'opération, à cause de son voisinage avec le nerf dentaire, s'il a été seulement comprimé par la cicatrice de la lésion opératoire, ou si enfin ce trouble léger n'est que le résultat de l'abolition des anastomoses que le dentaire envoie normalement au lingual.

En résumé, cette observation montre, d'une façon évidente, que cette femme, qui souffrait depuis dix-huit mois d'une névralgie rebelle, dont l'état général était gravement atteint, fut immédiatement guérie à la suite de la section du dentaire inférieur à son entrée dans le canal dentaire. Les suites de l'opération furent peu sérieuses, malgré le développement d'un phlegmon qui dura cinq jours. La guérison s'est maintenue suffisamment pour être considérée comme définitive, puisque trois mois et demi après la section, la récidive n'était pas réapparue.

L'anesthésie qui avait succédé à l'opération, au niveau de la distribution du nerf mentonnier, a disparu, et on ne trouve plus qu'une diminution légère des différentes sensibilités en comparant avec le côté opposé.

Nerf buccal

Le nerf buccal a été sectionné par deux procédés différents :

1º Incision des téguments externes de la joue.

2º Section par la bouche.

M. Panas a défendu le second procédé dans une note lue à l'Académie de médecine, et que je reproduis plus loin en entier.

I. SECTION ET RÉSECTION DU NERF BUCCAL (LAMBEAU CUTANÉ)

1º Sentir le bord antérieur du masséter et le bord supérieur de la branche horizontale du maxillaire.

2º Faire une incision en L dont les deux branches seront d'égale longueur (2 cent. 1/2). La branche verticale de L longe le bord antérieur du masséter, l'autre le bord supérieur de la branche horizontale du maxillaire.

3º Disséquer la peau avec soin, et faire relever le lambeau triangulaire ainsi obtenu, couper en bas le muscle peaucier en prenant garde de blesser l'artère faciale dans l'angle inférieur de la plaie et quelques filets du facial qui peuvent se rencontrer.

4º Faire écarter en avant et en dehors la boule graisseuse de la joue, on aperçoit alors au fond de la plaie le muscle buccinateur, voilé par une mince aponévrose d'enveloppe qui devient plus épaisse en haut vers le maxillaire supérieur.

5º A travers l'aponévrose, dirigé obliquement de haut en bas et d'arrière en avant, étroitement appliqué contre le muscle buccinateur on voit souvent le nerf buccinateur accompagné par l'artère et par quelques veinules bien moins grosses que lui. Dans ce cas, il suffit d'inciser l'aponévrose au niveau du nerf, on peut alors le suivre jusqu'à l'angle supérieur de la plaie sous le bord antérieur du masséter et en réséquer 2 cent. à 2 cent. 1/2.

6º Dans le cas où l'aponévrose est assez épaisse pour ne pas laisser voir le nerf, il faut l'inciser en bas près du maxillaire, là où elle est peu épaisse et peu adhérente et la décoller doucement avec une sonde cannelée jusqu'à ce que l'on soit arrivé sur le nerf.

II. SECTION DU NERF BUCCAL PAR LA BOUCHE

Opération chez une femme, par le Dr PANAS. *Acad. méd.*
23 décembre 1873.

Le nerf buccal, branche du maxillaire inférieur, bien qu'étant fréquemment le siège de névralgies n'a été divisé, jusqu'ici, qu'un très petit nombre de fois. Cela explique peut-être, mais sans l'excuser, le silence, à peu près complet que les auteurs de médecine opératoire gardent sur l'opération en question.

C'est à M. Michel, de Strasbourg, qu'est due la première observation publiée de section du nerf buccal. Elle remonte en 1857, et le procédé suivi par le chirurgien de Strasbourg a trouvé des imitateurs en MM. Letiévant et Vallette, de Lyon.

Dans ce procédé, on va à la recherche du nerf du dehors en dedans, autrement dit, de la peau vers la muqueuse, tandis que, dans un autre mode opératoire, que nous avons vu exécuter pour la première fois à Nélaton en 1857, on procède en sens inverse, de la bouche vers l'extérieur, en laissant la peau de la joue absolument intacte.

Du procédé de M. Michel, on trouvera une très bonne description dans sa communication à l'Académie de médecine, 1857, dans la thèse de Voisard (Strasbourg, 1864) et dans le livre de M. Letiévant (Paris, 1873). quant [au procédé de Nélaton, il ne nous a été laissé aucune description détaillée Aussi, pour préciser nos souvenirs, qu'une courte note du Bulletin thérapeutique, publiée en 1864, ne pouvait rendre plus clairs, avons-nous dû expérimenter le procédé sur le cadavre avant de l'appliquer sur le vivant.

Le but de cette communication sera de faire connaître des règles opératoires précises, pour pratiquer la section intra-buccale du nerf, et de démontrer en même temps que le procédé en question mérite à tous égards, la préférence sur le procédé externe

Quelques courtes données anatomiques sur la topographie du nerf buccal ne seront pas sans utilité pour notre démonstration : c'est pourquoi nous demandons la permission de commencer par là.

Le nerf buccal est un nerf mixte qui, après avoir fourni des filets moteurs aux muscles ptérygoïdien externe et crotaphite se distribue à une partie de la peau de la tempe et de la joue, ainsi qu'à la muqueuse buccale. Des anastomoses terminales fort importante, relient ce nerf aux ramifications du facial et au filet temporal du rameau orbitaire du maxillaire supérieur.

Au point de vue opératoire, ce nerf n'est à considérer qu'à partir du bord antérieur du masséter et jusqu'à sa terminaison. Là il est entièrement compris dans le plan de la joue, le long d'une ligne qui, du bord antérieur du masséter, irait aboutir à la commissure de la bouche.

Sa situation est relativent profonde, appliqué qu'il est par un feuillet cellulo-aponévrotique d'enveloppe, contre la face externe du muscle buccinateur.

Seuls, ce muscle et la muqueuse le séparent de la cavité buccale, tandis que du côté externe, pour y arriver, on est forcé de traverser la peau, une couche assez épaisse du tissu cellulo-graisseux sous-cutanée, puis d'énucléer la boule graisseuse de la joue, et en dernier lieu, de sectionner ou de déchirer l'aponévrose d'enveloppe du buccinateur, chemin faisant, on a dû écarter, et au besoin, sectionner des filets du facial, et ce qui constitue un rapport plus dangereux, il ne faut pas pousser la section de la joue trop haut, de peur de couper le canal de Sténon, ni trop bas, pour ne pas atteidre le tronc de l'artère faciale.

Les quelques données anatomiques qui précèdent, indiquent suffisamment les difficultés auxquelles devra s'attendre l'opérateur, s'il se décide à suivre dans la section du nerf buccal la voie externe, difficultés qui nécessairement augmenteront avec le degré d'obésité de l'opéré. En supposant même que le tout ait été à souhait, n'a-t-on pas à craindre ultérieurement la formation d'une cicatrice plus ou moins difforme, et dans les lieux infectés la possibilité de voir se développer un érysipèle de la face, comme cela est arrivé chez l'un des opérés de M. Michel, de Strasbourg (thèse Goux, p. 21).

Pour toutes ces raisons, nous croyons devoir donner la préférence au procédé que nous avons suivi chez notre malade, sur celui de MM. Michel et Letiévant et que nous décrirons comme il suit :

Procédé opératoire. — Le malade, non chloroformé est placé sur une chaise contre le jour, ayant la tète solidement fixée par un aide. Celui-ci se tient par derrière pour lui offrir un point d'appui, qui peut au besoin varier d'après la nécessité de l'éclairage, durant les divers temps de l'observation,

La commissure (u côté de l'opération se trouve portée en dehors à l'aide de l'écarteur Lüer, ce qui permet de tendre et d'éclairer parfaitement la face buccale de la joue.

Du côté opposé, l'aide chargé de fixer la tète insinue son doigt indicateur, armé d'un doigtier en métal, entre les arcades dentaires, de façon à maintenir les mâchoires suffisamment écartées l'une de l'autre.

Le chirurgien, assis au-devant du malade et de façon à ne pas cacher le jour, porte alors le doigt indicateur gauche sur le milieu à peu près du bord antérieur de la branche montante du maxillaire inférieur, et explore soigneusement ce bord, formé comme chacun le sait de deux lèvres, l'une externe et l'autre interne, de façon à appliquer l'extrémité de l'ongle tourné en dedans, juste sur la lèvre externe de ce bord.

A l'aide d'un bistouri semi-convexe, tenu de la main droite comme une plume à écrire, le chirurgien pratique le long et tout à côté de son ongle, une incision exactement parallèle au bord du maxillaire et qui, partant d'un point correspondant au milieu de la hauteur de la dernière molaire supérieure, doit aboutir à la couronne de la dernière molaire inférieure.

Cette incision qui ne devra intéresser tout d'abord que la muqueuse seule, mesure 2 centimètres à 2 cent. 1/2 au plus.

Une fois la muqueuse coupée, ce qui se fait sans perte de sang, on aperçoit les fibres profondes du buccinateur dirigées horizontalement, on les incise à petits coups, à l'aide du bistouri, ou mieux, en se servant de ciseaux courbes sur le plat et à pointes mousses, comme ceux dont on fait usage pour l'énucléation du globe.

Les seuls vaisseaux qui puissent donner du sang se trouvent accolés au nerf ; ce sont l'artère et la veine buccales, branches de l'artère maxillaire interne et de la veine du même nom. Il s'agit là de vaisseaux de petit calibre, et s'il arrive de les toucher, il suffira de tordre la petite artériole en question pour faire cesser toute hémorrhagie. C'est ainsi que nous nous sommes comportés dans notre cas avec un plein succès.

Après la division du buccinateur, on met de côté l'instrument tranchant, et l'on procède à la recherche du nerf, en se servant d'une sonde cannelée et d'un petit crochet mousse, comme celui qui est en usage dans l'opération du strabisme. Outre qu'on peut alors apercevoir le nerf cherché au fond de la plaie, on est sûr de ne pas le manquer en explorant vers le milieu de l'incision et tout à côté de la petite artère buccale. D'ailleurs, sitôt que le nerf est chargé sur le crochet, il provoque une douleur vive, caractéristique, et qui témoigne de sa présence.

Le nerf ainsi isolé, est soulevé, on le coupe derrière le crochet après quoi on peut en faire, si la chose est jugée nécessaire, l'incision du bout périphérique.

Pour être sûr de n'avoir rien laissé du nerf, nous pensons que le mieux est d'inciser en terminant la couche musculaire buccinatrice dans toute l'étendue de la plaie faite à la muqueuse, de façon à mettre à nu la face interne de la boule graisseuse de la joue. C'est ainsi que nous avons procédé dans notre cas, sans le moindre inconvénient pour notre malade.

Est-il besoin de faire ressortir combien l'opération par la bouche est préférable à celle qui se pratique du dehors en dedans.

Ici nulle crainte d'intéresser l'artère faciale, le nerf facial ou le canal de Sténon.

En supposant même que le conduit parotidien puisse être touché, il n'y aurait point à craindre de fistule salivaire, puisque l'orifice anormal se trouve dans la bouche et non sur la face externe de la joue. Dans notre cas, la douleur un peu vive qui a succédé à l'opération n'a duré que quatre heures en tout ; après quoi la malade s'est calmée, et à partir de ce moment, toute douleur névralgique d'irradiation dans les autres branches du trijumeau a complètement cessé.

La malade se plaint bien de sa petite plaie à la joue, mais elle sait bien faire la distinction entre la douleur de l'opération et celle qui la tourmentait jour et nuit depuis tant de mois et qui l'empêchait de mâcher quoique ce fût, même de la mie de pain tendre ou trempée dans l'eau.

A peine un peu de gonflement local, un soupçon d'ecchymose vers la commissure, le tout disparaissant vers le 6° jour, époque de la cicatrisation de la petite plaie de la muqueuse.

Voilà en quoi ont consisté les accidents consécutifs de l'opération que nous avons pratiquée. La malade, jusque-là morose et pas mal hypochondriaque, s'est mise à mâcher, ce qu'elle n'avait fait depuis nombre de mois, et le sourire revint sur ses lèvres : en même temps que le sommeil et le contentement de l'esprit.

Pour plus de rigueur scientifique, permettez-moi de vous communiquer succinctement l'observation de la maladie telle qu'elle m'a été remise par un de mes internes, M. Muselier.

Observation. — La nommée Ded... (Alexandrine), âgée de 65 ans, journalière, tempérament sec, entre le 3 novembre 1873, salle Sainte-Marthe, lit n° 9.

D'une bonne santé habituelle, ni antécédents constitutionnels, ni maladie antérieure, mariée, a eu six enfants. Il y a environ douze ans, a ressenti pour la première fois les douleurs qui l'ont tourmentée depuis. Au début, ces douleurs apparaissaient moins fréquemment qu'à une époque ultérieure et à des intervalles irréguliers. La malade dit qu'elles survenaient parfois à cinq ou six reprises dans la journée, pour disparaître ensuite pendant trois ou quatre mois. Du reste, leur caractère était le même que celui qu'elles présentent aujourd'hui. Il y a six ans, on lui enleva successivement les trois dernières dents molaires supérieures du côté droit, dans le but de supprimer la cause première du mal. Cette extirpation n'amena aucun soulagement depuis ce temps. Les accès ont été en se rapprochant. Depuis trois mois surtout, ils ont augmenté d'une façon inquiétante, privant la malade de repos et la contraignant à restreindre son alimentation, pour éviter les souffrances causées par la mastication des aliments. Cette femme a subi divers traitements, dans lesquels il faut placer les pilules de sulfate de quinine, l'iodure et le bromure de potassium, la morphine en potions. Elle ne dit pas qu'on lui ait fait subir de traitement suivi par les injections sous-cutanées.

Etat actuel. — A son entrée dans le service, la malade apparaît pâle, maigre, le teint légèrement cachectique. Elle dit que depuis plusieurs mois elle a été réduite à se nourrir de soupe et de pain ramolli dans du vin, tous les aliments solides réveillant la douleur par les mouvements de mastication qu'ils exigent. Les gencives sont grisâtres, les dents sensibles à la pression, la langue présente habituellement un enduit jaunâtre, et l'haleine offre une certaine fétidité. Les douleurs dont il s'agit apparaissent à des intervalles indéterminés, parfois très rapprochés. On peut d'ailleurs les réveiller à volonté par les mouvements de mastication. Elles présentent les caractères suivants : un élancement douloureux part d'un point situé au-devant du lobule de l'oreille droite, se dirige en avant, traverse la joue, se fait sentir au niveau des gencives et dans le bord droit de la langue, puis remonte vers la région sous-orbitaire et quelquefois jusqu'au point d'émergence du nerf sus-orbitaire.

L'irradiation douloureuse n'est pas toujours aussi étendue, mais, d'une façon générale, c'est là sa direction, indiquée avec beaucoup de précision par la malade elle-même. Elle se montre tantôt sous forme d'élancement, par exemple quand la malade ouvre fortement la bouche ; tantôt sous forme d'une douleur continue. Elle donne lieu à des sensations diverses, par exemple à celle d'un fil qui enserrerait fortement les gencives et le côté droit de la langue. La sensibilité de la peau paraît intacte. Elle présente seulement un léger degré d'hyperesthésie au niveau de la joue. La pression est douloureuse : 1º en un point au-devant du lobule de l'oreille ; 2º en un point placé immédiatement après le rebord antérieur de la branche montante du maxillaire inférieur ; 3º en dedans de la bouche ; la malade indique elle-même un point très sensible situé à droite, sur la paroi de la joue, au niveau des deux dernières dents molaires de ce côté. C'est là que le maximum de la douleur est ressenti par elle. De plus, on trouve une certaine sensibilité à la pression au niveau de l'émergence du nerf sous-orbitaire. Rien de semblable pour le nerf sus-orbitaire. Nous ajouterons que, depuis l'entrée de cette malade, on a eu recours chaque jour à une injection hypodermique de morphine, traitement qui a amené un notable soulagement sans supprimer pourtant les accès.

Samedi 15 novembre. On procède à l'opération. Dans la journée qui suit, douleur de tête assez intense du côté où on a fait l'opération, mais rien qui rappelle l'élancement névralgique d'auparavant. Le lendemain, on constate un peu de gonflement de la joue de ce côté, la bouche est chaude et plus sensible au contact des aliments, la petite plaie buccale a bon aspect, la douleur de tête de la veille persiste encore un peu. On prescrit un gargarisme au borax. La malade refuse encore les aliments solides, bien que les mouvements de mastication ne réveillent plus d'accès névralgiques. Elle accuse d'ailleurs un bien-être très notable. A la date du mercredi 19, même état, c'est-à-dire disparition complète de la névralgie; moins de difficultés à ouvrir la bouche de la part de la malade, qui essaie de mâcher quelques bouchées de pain non ramolli au préalable. La fluxion de la joue a presque disparu ; la petite plaie buccale se présente sous l'aspect d'une fente tendant à se rétrécir de plus en plus. Cette amélioration va s'accentuant de plus en plus jusqu'au dimanche suivant 23 novembre, jour où la malade quitte l'hôpital sur sa demande formelle. Avant son départ, on constate : 1º qu'à partir du moment de l'opération, elle n'a plus ressenti aucune douleur qui rappelât celles qu'elle éprouvait avant ; 2º que la sensibilité à la piqûre paraît intacte à la face externe de la joue sur le trajet du nerf malade.

Cependant, l'expérience de deux pointes juxtaposées sur la peau à une distance l'une de l'autre, montre que la sensation produite ne devient double que quand l'écartement des deux pointes atteint environ 4 centimètres. En somme, la sensibilité n'est que très faiblement émoussée. Au dedans de la bouche, on voit aussi que la muqueuse est sensible à la piqûre, du côté droit (malade), mais notablement moins que du côté opposé (côté sain).

J'ai vu la malade depuis, et le résultat acquis persiste. Toutefois, comme il n'y a qu'un mois d'écoulé depuis l'opération, l'avenir seul nous apprendra s'il y aura récidive ou non.

Les faits jusqu'ici connus de section du nerf buccal se réduisent à six, dont deux à M. Michel, de Strasbourg, deux à MM. Letiévant et Valette, de Lyon, et deux à Nélaton ; avec le nôtre, il y en a sept en tout.

« Chronologiquement parlant, l'opération de M. Michel est la première en date et remonte à l'année 1856, ainsi qu'on peut s'en convaincre en consultant la thèse de M. Voisard (Strasbourg, 1864).

J'ai parlé plus haut de l'opération que j'ai vu pratiquer à Nélaton, elle remonte à l'année 1857.

M. Letiévant dit avoir pratiqué sa première opération en 1872 (*Traité des sect. nerveuses*. Paris, 1873).

Nélaton a pratiqué une seconde opération de section du nerf buccal en 1864 (*Bull. de thérapeutique*, 1864, p. 403).

En 1866, M. Michel a fait une seconde opération de ce genre (Goux. Thèse de Strasbourg, 1866).

Enfin, la dernière opération, due à MM. Letiévant et Valette, de Lyon, date de l'année dernière, 1872. (Letiévant. *Loc. cit.*)

Pour ce qui est des résultats obtenus, ils se répartissent comme il suit.

Insuccès, deux : Michel, son second opéré ; Nélaton.

Demi-succès, un : Letiévant.

Succès, trois : dont un après 8 ans, Michel ; 9 mois, Valette et Letiévant ; 3 mois, Nélaton.

A suivre, un : Panas

On le voit, les résultats opératoires, quoique assez incertains ne sont pas à dédaigner, surtout si l'on songe qu'il s'agit, la plupart du temps, de cas désespérés, où toutes les médications anti-névralgiques avaient été mises inutilement en usage.

L'observation qui nous est propre offre en outre cela de particulier, qu'il a suffi de la section d'un seul rameau nerveux pour éteindre, au moins provisoirement, la névralgie qui s'étendait dans la presque totalité du nerf trijumeau. »

Ablation du ganglion de Gasser.

Avant de décrire les procédés employés par MM. Rose et Horsley pour réséquer le ganglion de Gasser, je crois utile de rappeler les principaux rapports de ce ganglion.

Les 2 racines du trijumeau reçoivent, au voisinage du rocher, une gaine arachnoïdienne commune qui les accompagne jusqu'au ganglion de Gasser.

Il résulte de cette disposition qu'il est impossible de couper la racine du ganglion sans ouvrir l'arachnoïde, et mettre ainsi la cavité de cette séreuse en communication avec la plaie.

Il est inutile d'insister sur les dangers de cette communication si la plaie venait à suppurer.

Rose a vu deux fois dans ses opérations du liquide céphalo-rachidien s'écouler après la section de la racine du ganglion.

L'extrémité interne du ganglion n'est séparée de la carotide interne que par la paroi du sinus caverneux, elle adhère très fortement à cette paroi et il n'est pas sans danger de chercher à l'en détacher même avec une curette mousse.

La branche maxillaire inférieure est facile à aborder, il n'en est pas de même des deux autres, qui adhèrent très fortement à la dure-mère. De l'avis de Rose et de Horsley, il ne faut pas songer à réséquer la branche ophtalmique qui fait partie de la paroi interne du sinus. La branche maxillaire supérieure elle, est située tout à fait au bord inférieur de cette paroi, on peut en agrandissant le trou du trépan, atteindre cette branche et la réséquer au niveau du point où elle prend naissance sur le ganglion.

Il faut se souvenir que le moteur oculaire externe longe le bord externe du ganglion. Ce nerf a été blessé une fois dans les opérations de Rose.

M. Rose trépane le crâne en prenant le trou ovale comme centre de la couronne du trépan. Plus tard, il a modifié ce procédé et fait un second orifice en dehors et en avant de ce trou, il réunit ensuite les deux ouvertures faites au crâne en enlevant à la gouge le pont osseux qui les sépare. Je crois qu'il n'y a pas intérêt, au contraire, à prendre le trou ovale pour centre de la couronne du trépan ; il m'a semblé que l'on arrivait plus facilement sur le ganglion en trépanant en dehors du trou ovale et en disposant le trépan de façon que le bord de la couronne soit tangent au trou ovale. On pourra agrandir ensuite, si besoin est, l'orifice ainsi obtenu.

Il faut dénuder largement la grande aile du sphénoïde et ne pas perdre de vue la base de l'apophyse ptérygoïde. Deux fois M. Rose a ouvert la cavité de l'orbite et « il a reconnu son erreur en voyant sortir le tissu graisseux intra-orbitaire ».

M. Rose a opéré 5 malades par ce procédé, il n'a pas eu de décès et il n'y avait pas eu de récidive de la maladie quand il a publié son mémoire. Je dois dire de suite que la première opération datait de 22 mois et la dernière de 16 jours seulement au moment de la publication.

Le 1er malade a perdu l'œil immédiatement après l'opération.

Deux autres avaient des lésions oculaires graves, quand ils ont été revus par M. Rose, qui avoue que « l'effet de l'opération sur la nutrition du globe oculaire est décidément sérieux ».

Procédé de M. Rose. — Avant de commencer l'opération, M. Rose lave avec soin les culs-de-sac de la conjonctive de l'œil du côté opéré, s'assure qu'il n'y a pas d'inflammation des voies lacrymales et fait alors la suture des paupières. Les paupières ne seront libérées que le quatrième jour après l'opération.

1° Reconnaître le bord supérieur de l'arcade zygomatique, l'angle du maxillaire inférieur, et sur la branche horizontale de cet os, marquer le bord antérieur du muscle masséter.

2° Faire sur le bord supérieur de l'arcade zygomatique et parallèlement à ce bord une incision qui commence à un centimètre de l'angle externe de l'œil, se courbe à un centimètre en avant de l'oreille pour descendre parallèlement à la branche verticale de la mâchoire.

Arrivé au niveau de l'angle, on dirige l'incision en avant, parallèlement au bord inférieur de la mâchoire jusqu'au bord inférieur du muscle masséter.

En d'autres termes, faire une incision demi-circulaire à concavité antérieure, limitée en haut par l'arcade zygomatique, en bas par le bord inférieur du maxillaire.

3° Disséquer ce lambeau, qui ne doit comprendre dans son épaisseur que la peau et le tissu cellulaire sous-cutané, pour ne pas couper les rameaux du facial, fixer momentanément par un crin de Florence le lambeau ainsi disséqué à la peau du menton pour qu'il ne gêne pas pendant l'opération.

4° Sentir le bord supérieur de l'arcade zygomatique et sur ce bord sectionner l'aponévrose d'enveloppe du muscle temporal.

5° Scier l'arcade zygomatique à ses deux extrémités : 1° en avant, le trait de scie, qui porte sur l'os malaire est oblique en bas et en avant. En arrière, on scie aussi près que possible de la racine de l'arcade zygomatique.

Rose conseille avant de scier l'arcade de la dénuder avec la rugine et de percer avec une vrille les trous qui servent à la fin de l'opération pour faire une suture osseuse. Je crois qu'il n'est pas indispensable de dénuder l'arcade, même si l'on veut percer les trous de la suture avant de scier.

Il faut scier l'arcade très obliquement en avant, de façon à avoir le plus de place possible. En arrière, on scie aussi près que possible de la racine de l'arcade.

Pour scier l'arcade, on peut passer facilement de haut en bas une scie à chaîne avec une aiguille à grande courbure.

6° Renverser le masséter en bas et en arrière (on voit à ce moment l'artère masséterine que l'on conservera intacte si c'est possible).

7° Sentir l'apophyse coronoïde, dénuder largement sa face antérieure sur une hauteur de 2 cent. 1/2. (Le muscle temporal s'insère plus bas en dedans qu'en dehors.)

8° Sectionner l'apophyse coronoïde obliquement de haut en bas, et d'avant en arrière avec le ciseau ou une pince gouge, et en commençant par le bord antérieur. La scie à chaîne glisse toujours sur le bord antérieur et on ne peut avec cette dernière, sectionner l'apophyse assez bas.

9° Relever le muscle temporal et l'apophyse coronoïde qui reste adhérente à ce muscle.

10° Lier l'artère maxillaire interne que l'on trouve facilement au niveau de l'échancrure coronoïde.

11° Enlever le tissu cellulaire graisseux situé au-dessous et en avant du muscle temporal.

12° Reconnaître le muscle ptérygoïdien externe dont les fibres sont dirigées transversalement au fond de l'incision.

13° Sentir avec le doigt la tubérosité du maxillaire, puis derrière elle, l'aile externe de l'apophyse ptérygoïde.

14° Avec la rugine désinsérer le muscle ptérygoïdien externe sur toute l'étendue de l'aile, dénuder en même temps la partie horizontale de la grande aile du sphénoïde.

15° Après avoir bien dénudé on voit au fond de la plaie la base de l'apophyse ptérygoïde. Le trou ovale est juste en arrière de la base de l'aile externe.

16° C'est là qu'il faut chercher le nerf caché par une lamelle fibreuse. Le tronc commun du lingual et du dentaire inférieur est très difficile à isoler, il vaut mieux chercher un peu plus bas, on trouve d'abord le lingual puis le dentaire.

Ces deux branches sont liées solidement avec un fil de soie puis sectionnées, elles servent alors de guide pour arriver jusqu'au trou ovale (1).

Je cite maintenant textuellement M. Rose :

Ouverture de la base du crâne. — « Ayant ainsi trouvé le trou ovale et suivi jusqu'à cet orifice, soit les nerfs lingual et dentaire, soit le moignon de ces nerfs s'ils avaient déjà été sectionnés en partie dans une autre opération antérieure, il nous reste à ouvrir la base du crâne avec une tréphine. Dans mes quatre premières observations, j'avais l'intention d'enlever un disque osseux ayant le trou oval pour centre, et dans ce but, j'employais une tréphine avec un manche dont la tige était longue, pour manœuvrer facilement au fond de la plaie.

La tréphine avait une aiguille centrale dont l'une des extrémités était pointue comme d'ordinaire et l'autre mousse, l'aiguille était démontable et pouvait être employée par ses deux extrémités. La tré-

---

(1) Malgré cela on a les plus grandes peines à arriver jusqu'au trou ovale. La portion commune au lingual et au maxillaire inférieur est entourée de veines qui lui adhèrent de toutes parts. Il ne faut pas croire isoler complètement cette portion du nerf et voir le trou ovale comme sur le squelette, je crois que sur le vivant cela est absolument impossible, c'est déjà bien difficile sur le cadavre ; on opère à ce moment au fond d'un trou qui mesure de 5 1/2 à 6 centimètres de profondeur.

phine avait une dimension suffisante pour enlever un disque osseux de 1/2 pouce de diamètre, la couronne était taillée obliquement sur une longueur d'un 1/4 de pouce pour que la tréphine puisse se débarrasser seule des débris et ne soit pas arrêtée dans l'os.

L'aiguille centrale est introduite dans le trou ovale, on se sert de la pointe mousse de l'aiguille qui protège la dure-mère et les autres organes intra-crâniens en les repoussant devant elle.

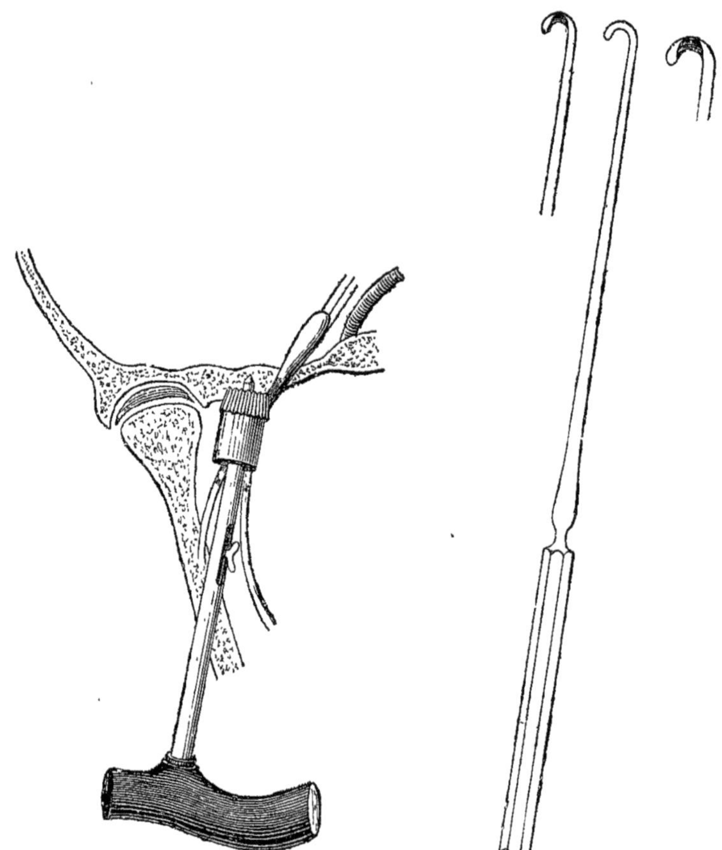

Figures 3 et 4 empruntées au mémoire de M. Rose.

On chercha à maintenir la tréphine dans une direction telle que son axe restât parallèle à l'aile externe de l'apophyse ptérygoïde, mais la tréphine s'inclina toujours de dehors en dedans, ce qui n'est pas du reste une condition désavantageuse, bien au contraire, cette inclinaison permet de ménager le canal carotidien. Le chirurgien doit en effet ne pas oublier qu'il est très près du canal carotidien. En maintenant la tréphine ainsi inclinée, on entame d'abord le segment externe du disque osseux que l'on veut enlever et l'on peut briser l'os le long de la ligne sutturale entre le sommet de l'os pétreux et la grande aile du sphénoïde, on épargnera ainsi le canal carotidien. *Du reste si l'on entamait le canal carotidien il n'en résulterait pas forcément une blessure de l'artère qui y est contenue*, car il y a toujours un certain espace autour d'elle, pour permettre son expansion ou les autres mouvements que lui imprime la pression sanguine.

La portion d'os enlevée entoure le nerf comme un col et peut glisser le long de ce dernier. Dans un ou deux de mes cas, j'ai constaté la constriction nette du nerf en ce point. J'ai ajouté une modification importante dans le 4e cas que j'ai opéré, j'ai fait une séconde trépanation en dehors du trou ovale, et j'ai réuni les deux orifices en enlevant doucement avec le ciseau et le maillet, le pont osseux qui les séparait.

Pendant cette opération la dure-mère détachée préalablement du pourtour des trous est protégée par une spatule, car si on ne les maintient pas, elle vient faire hernie au niveau des orifices et gêne l'opérateur.

Dans ce 4e cas, M. Rose croit avoir coupé la trompe d'Eustache, et pour parer à cet inconvénient il propose de trépaner « sur la grande aile du sphénoïde en avant du trou grand rond » ; il ne faut pas oublier que l'os a une épaisseur très inégale à ce ni niveau et que la moitié externe de la rondelle sera sectionnée avant la moitié interne, il faut prendre de grandes précautions pour ne pas ouvrir la dure-mère.

Ablation du ganglion de Gasser. — La dure-mère est maintenue avec une spatule, le nerf qui a été lié et soigneusement protégé pendant le reste de l'opération est maintenant suivi jusqu'au ganglion que l'on peut voir sur le sommet du rocher. On n'éprouve pas de grandes difficultés pour atteindre le ganglion en arrière, mais en haut et en avant il est très solidement fixé à la dure-mère ; il est préférable de séparer d'abord le ganglion du cerveau en sectionnant la racine, puis tirer le ganglion en avant avec une pince fine. M. Rose a fait construire deux crochets qui lui servent pour cette opération,

l'un est un crochet mousse ordinaire, l'autre est tranchant par sa concavité, et sert à sectionner ; « il se peut qu'en sectionnant la racine du
ganglion, on ouvre un prolongement de l'espace sous-dure-mérien et
qu'il s'échappe une petite quantité de liquide cérébro-spinal. Cet
écoulement est peu abondant et n'a pas d'importance si la plaie
reste aseptique. Il reste alors à sectionner les nerfs qui partent du
ganglion, et l'on peut pour rendre l'opération plus facile élargir l'orifice de la base du crâne, dans la direction de l'apophyse ptérygoïde.

Il faut faire cette section à l'extrémité antérieure du ganglion et
avec le crochet tranchant. On sectionne ainsi les nerfs, *la branche
ophtalmique exceptée*. Le tissu mou du ganglion est alors enlevé
avec une curette, et il y a peu de chance de blesser le canal carotidien. »

La plaie est alors lavée soigneusement, il n'y a pas d'intérêt à
conserver l'apophyse coronoïde ni le tendon du muscle temporal, car
son nerf étant sectionné il reste paralysé et s'atrophie, il est donc
préférable de l'enlever.

On suture l'apophyse zygomatique avec des fils d'argent.

Procédé de M. Horsley. — Pour mettre à nu le lobe temporo-sphénoïdal chez l'homme, je fais une incision qui, partant de l'extrémité
antérieure de l'apophyse zygomatique, suit le bord supérieur de la
fosse temporale. Le muscle détaché de l'os en est écarté autant que
possible, et toute l'écaille du temporal est enlevée, soit avec une
tréphine, soit avec une bonne pince à os. L'artère méningée moyenne
est liée dans la dure-mère. La dure-mère est incisée tout le long
de l'étendue de la brèche osseuse, le lobe temporo-sphénoïdal est alors
mis à nu. Un large rétracteur en cuivre à bords mousses et renversés
est glissé dessous, puis relevé lentement mais cependant avec assez
de force. On voit bien alors la base du crâne et on peut l'éclairer
avec une lampe électrique. Le bord supérieur du rocher est le guide
qui va conduire vers le ganglion. Le cerveau étant soulevé un peu
plus, j'ai pu voir dans ma première opération le bord de la tente du
cervelet et le point où la racine du nerf passe au-dessous d'elle. Il
faut alors estimer la situation du canal dans lequel le nerf est couché
au-dessus du ganglion et faire sur ce canal une petite incision explo-
ratrice. Le canal qui a un quart de pouce de diamètre est reconnu,

dès qu'il a été incisé et peut être agrandi ultérieurement. Le nerf est alors mis à nu et il est arraché avec un petit crochet mousse.

Rose a opéré deux malades par ce procédé, le premier était une femme âgée et très déprimée qui est morte de choc sept heures après l'opération. Dans le second cas l'opération est restée inachevée.

Il est bien difficile actuellement de juger la valeur de la résection du ganglion de Gasser dans les névralgies graves de la face.

Les opérations de M. Rose sont trop récentes encore ; quant à celle de M. Horsley, elle a été faite une fois et sa malade est morte sept heures après l'intervention.

Ce sont des opérations difficiles à faire (même sur le cadavre). En plus, le procédé de M. Rose entraîne toujours la perte de l'œil, il en serait de même il est probable de celui de M. Horsley et de toutes les opérations dans lesquelles on enlèvera le ganglion de Gasser. Il ne faut pas cependant les condamner a *priori*. Il ne faut pas oublier que devant une maladie si douloureuse, ne laissant ni trève ni sommeil et réputée incurable, le malade va se suicider. Dans ces cas désespérés, après avoir prévenu le malade de la perte presque certaine d'un des yeux, on est peut-être autorisé à lutter encore contre la maladie par une opération certainement très grave en réséquant le ganglion de Gasser.

INDEX BIBLIOGRAPHIQUE

Sandras. — De quelques névralgies et de la méthode de philosopher en médecine. *C. rend. de l'Acad. de méd.*, séance du 11 sept. 1833.

Hofman. — *De prosopolgia*, in-8°, 1832.

Richard Rowland. — *A Treatise on neuralgia*, London, 1838.

C. F. Bellingeri. — Mémoire sur la névralgie de la face. *Annali universali di medicina*, avril 1834, et trad. *Atrch. gén méd.*, 1834.

Halliday. — *Considérations pratiques sur les névralgies de la face*. Th. Paris, 1832.

Berard. — Deux cas de névralgie faciale. *Journal des connaissances chirurgicales*, 1836.

Hutchinson. — Lettres sur l'emploi du sous-carbonate de fer. *Arch. gén. méd.* t. I, p. 247, 1823.

Marchal de Calvi. — Mémoire sur la paralysie de la 3e paire de nerfs crâniens consécutive à la névralgie de la 5e. *C. R. Ac. Roy. de méd.*, 7 oct. 1845.

Valleix. — *Traité des névralgies ou affections douloureuses des nerfs*, 1841, J. B. B.

Valleix. — Traitement des névralgies par les vésicatoires volants appliqués sur les principaux points douloureux. *Arch. gén. de méd.*, 1842, p. 336.

Valleix. — Note sur un cas de névralgie trifaciale causée par la carie d'une dent, molaire. *Arch. gén. de méd.*, 1843, p. 468.

Dixon. — Tumeur de la 5e paire et de son ganglion. *Arch. gén. méd.*, 1847, p. 369.

Corrigan. — Paralysie de la 1re et 2e branche de la 5e paire. *Arch. gén. méd.*, 1840 p. 112.

Jobert de Lamballe. — Thérapeutique des névralgies. Procédé mixte, section et cautérisation. *Bull. gén. de thérap.*, 1851.

— Traitement des névralgies. — Revue anonyme, in *Bull. gén. de thérap.*, 1853.

Lecadre (du Havre). — Sur les névralgies intercostales. Voir aussi le rapport de Piorry et la discussion de Berard, Requin et Landle. *Comptes rendus de l'Acad. de méd.*, 23 août 1853.

Rennes. — Observations et réflexions sur 32 cas de névralgie frontale recueillis dans l'espace de 15 mois à Bergerac (Dordogne). *Arch. gén. de méd.*, 1836, p. 156.

Roser. — Névralgie linguale. *Arch. gén. méd.*, p. 601, 1856.

Roser. — Résection du maxillaire inférieur. *Arch. gén. méd.*, 1856, p. 600.

Roux. — Résection du nerf dentaire infér. *Union médicale*, 1852, p. 479.

Desevadavy. — Th. Paris, 1840.

Forget. — Recherches pratiques sur le traitement des maladies nerveuses des névroses et des névralgies. *Bull. gén. de thérap.*, 1840.

Turck. — Cessation des douleurs névralgiques par la compression de la carotide. Expérience. Nov. 1842.

Hermel. — Recherches sur les névralgies et leur traitement par l'électropuncture *An. médico psychologiques*, mars 1844.

Riberi (de Turin). — Des incisions sous-cutanées comme moyen de traitement de la névralgie. *J. de chirurgie,* octobre 1846.

Notta. — Traitement des névralgies par la cautérisation transcurrente. *Union médicale,* octobre 1847.

James (C.). — Recherches théoriques et pratiques sur les névralgies. *Gaz. méd.,* nov. 1840.

Levrat. — Opium à hautes doses dans le traitement des névralgies. *C. R. Ac. de méd.,* 8 juin 1841.

Notta. — Lésions fonctionnelles sous la dépendance des névralgies. *Arch. gén. de médecine,* 1854, juillet.

Ch. Londe. — *Recherches sur les névralgies consécutives aux lésions des nerfs.* Th. Paris, 1861.

Pouteau. — De la prosopolgie traumatique. *Mémoires de médecine, de chirurgie et de pharmacie militaire,* t. LV, p. 266, 1845.

Von Schuch. — Nouvelle série de résections nerveuses dans la prosopalgie. *Wiener med. Wochenschr.,* nos 43 à 47. 1863.

Bourguignon. — Névralgie de la peau. *Gaz. des hôp.,* 1860.

Traitement des névralgies par les cautérisations à l'acide sulfurique. *Gaz. des hôp.,* avril 1859 et juillet 1860.

Hiffelsheim. — Traitement de la névralgie faciale par les courants continus faibles appliqués nuit et jour. *Gaz. des hôp.,* avril 1862.

Dupuy. — Névralgies traumatiques. *Ac. des sc.,* mars 1863 ; *Soc. chirurgie,* 15 juin 1864.

Evangeliste Maggioni. — Névralgie linguale. *Gaz. des hôp.,* 1868, p. 30.

Arloing et **Tripier.** — Des sections nerveuses dans les névralgies. *Ac. des Sc.* 23 nov. 1869, et *Cong. de l'Ass. Française,* 1875.

A. Menzel. — *Archiv. f. klinische Chirurgie,* Bd XIII, Heft 3, 1872.

Panas. — Section du nerf buccal par la bouche. *Ac. de méd.,* 23 déc. 1873.

Ouspensky (de St-Pétersbourg). — Pathogénie et traitement des névralgies. *Prog. méd.,* 23 sept. 1876, p. 667.

Peter. — Tic douloureux guéri par le bromure de potassium. *Bul. gén. de thérap.,* 1876 p. 337.

Féréol. — Traitement des névralgies faciales. *Ac. de méd.,* 1879, p. 335.

Graw. — Résection des nerfs dentaire inf. et hypoglosse. *Detroit med. journal,* nov. 1877.

Kaufmann. — Élongation du nerf facial. *Centralblatt f. Chirurgie,* n° 2, 1885.

Blum. — Elongation des nerfs. *Arch. gén. méd.,* 1878.

Himdale. — Traitement du tic douloureux. *Philadelph'a Med. Times,* janv. 1887.

Chauvel. — De l'élongation des nerfs. *Arch. gén. de méd.,* 1881, p. 707.

Ferrier. — *Affections des dents, causes de névralgie.* Th. Paris, 1884.

Ricoux. — *Traitement chirurgical de la névralgie du dentaire inférieur.* Th. Paris. 1886.

Neale. — Névralgie faciale traitée par la vibration des nerfs. *Lond. Med. Rec.* Avr. 1885.

Michon. — *Moyens chirurgicaux employés comme traitement de la névralgie faciale rebelle.* Th. Paris, 1884.

Terrillon. — La résection du nerf sous-orbitaire pour les névralgies rebelles. *Bull. thérap.*

Gussenbauer. — Traitement de la névralgie du trijumeau. *Prager Medicinische Wochenschrift,* 1886.

Peyronnet de Lafonvielle. — *Traitement des névralgies par le chlorure de méthyle.* Th. Paris, 1886.

Kaufmann. — De l'élongation du nerf facial. In *Centralbl. f. chirurgie,* n° 3, 1885.

Lagrange. — Valeur thérapeutique de l'élongation des nerfs. *Mémoires de la Soc. de chirurgie* (Prix Laborie), 1885.

Seeligmuller. — Des névralgies syphilitiques. *Deust. med. Woch.,* n° 43, 1883.

Soc. de chirurgie, novembre 1881.

— Novembre, 1882.

— 13 décembre 1882.

— 9 juillet, 1884.

— 3 novembre, 1886.

Worms. — Névralgies faciales symétriques dans le diabète. *Bull. de l'Acad. méd.,* 1880, p. 1001.

Faucheron. — *Névralgie sus-orbitaire considérée dans ses rapports avec l'œil,* Th. Paris, 1880.

Vanlair (de Liège). — *Les névralgies, leurs formes et leur traitement,* in-8°, Paris, 1882.

Lassalle. — *Résection du sous-orbitaire dans la cavité de l'orbite.* Th. Paris, 1877.

Bursaux. — *Résection du sous-orbitaire.* Th. Paris, 1882.

— Scolopendre causant une névralgie. *Cpt. Rend. Acad. d. sc.,* 28 oct. 1844.

Nicaise. — Opérations sur les nerfs. *Encyclopédie internationale de chirurgie.* t. III, p. 771, Paris, 1884.

Tripier. — Trois cas de névralgie rebelle du dentaire inférieur, traités par l'excision de la portion intra-osseuse et l'arrachement du bout périphérique de ce nerf. *Rev. d. chirurg.,* t. IX, 1889.

Jamain et Terrier. — T. II, p. 662. Bibliographie.

IMPRIMERIE LEMALE ET Cie. HAVRE

9 782019 281052